护士礼仪手册

主　编　徐海燕　杨　英

副主编　姜　晶　韩艳艳　代继红

编　者　（以姓氏笔画为序）

于宗慧　左艳蕾　卢俊丽　刘彩芹　刘彩娟

江丽娜　孙晓峰　纪伟仙　杨妮娜　宋春景

张伟华　张志荣　陈　苗　陈玉娟　邵秀德

徐　辉　黄　黎　矫艳艳　韩晓静

中国中医药出版社

·北京·

图书在版编目（CIP）数据

护士礼仪手册/徐海燕，杨英主编 . —北京：
中国中医药出版社，2011.3（2012.4 重印）
ISBN 978-7-5132-0232-9

Ⅰ.①护… Ⅱ.①徐… ②杨… Ⅲ.护士—礼仪—
手册 Ⅳ.①R192.6-62

中国版本图书馆 CIP 数据核字（2010）第 234199 号

中国中医药出版社出版
北京市朝阳区北三环东路28号易亨大厦16层
邮政编码 100013
传真 010 64405750
北京中艺彩印包装有限公司印刷
各地新华书店经销
＊
开本 880×1230 1/32 印张 4.375 字数 128 千字
2011 年 3 月第 1 版 2012 年 4 月第 2 次印刷
书 号 ISBN 978-7-5132-0232-9
＊
定价 15.00 元
网址 www.cptcm.com

如有印装质量问题请与本社出版部调换
版权专有 侵权必究
社长热线 010 64405720
读者服务部电话 010 64065415 010 84042153
书店网址 csln.net/qksd/

前言

  随着现代护理模式的转变，良好的医疗护理服务质量对医院的发展起着决定性作用。护理工作的特殊性，要求护士不仅要有高尚的思想品德、扎实的理论知识、精湛的业务技术，还要具有良好的职业形象、礼仪修养及沟通能力。为了树立良好的护士形象，规范护理服务，加强护理人员的自身修养，提高护理服务质量，为病人提供优质满意的护理服务，我们编写了《护士礼仪手册》一书。本书是根据现代优质护理服务要求，针对目前医院护患关系紧张的局面，以提升护理人员整体形象和服务水平，加强护患沟通为目的而编写的。主要内容包括护士职业道德、护士仪表及服务规范、护士语言规范、护患沟通礼仪与技巧以及临床常见护患沟通情景实例等。在编写过程中，结合护士专业特点，紧扣临床护理实践并配有大量真实彩色图片，对护士应掌握的临床护理服务用语和行为规范等内容进行了阐述，内容全面，便于理解。

  本书可供各医院广大护理人员和院校护理专业师生阅读参考。本书参考了各类有关护士礼仪的书刊资料，在此向各位编著者深表谢意。限于水平，所收内容难免有欠缺之处，敬请读者提出宝贵意见，以便再版时修订提高。

编者

2010 年 8 月 5 日

目录

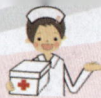

病人的满意是我们永远的追求，病人的康复是我们最大的快乐。

踏实每一步，积累每一秒，创造每一天

第一章 护士职业道德

第一节 南丁格尔誓言

余谨以至诚，

于上帝及公众面前宣誓：

终身纯洁，忠贞职守，

尽力提高护理之标准；

勿为有损之事，

勿取服或故用有害之药；

慎守病人家务及秘密，

竭诚协助医生之诊治，

务谋病者之福利。

谨誓！

第二节 护士工作原则

同情体贴，热情负责。

尊重人格，平等待人。

诚实谦让，文明礼貌。

竭诚服务，不谋私利。

实事求是，不弄虚假。

恪守信誉，保守秘密。

积极配合，指导帮助。

及时沟通，团结协作。

第三节 护士职业道德规范

1. 热爱本职、忠于职守、对工作极端负责，对患者极端热忱。

2. 满足病人生理、心理、安全、求和、爱美的需要，使之处于最佳心理状态。

3. 尊重病人权利，平等待人，做病人利益的忠实维护者。

4. 审慎守密，不泄露医疗秘密和病人的隐私。

5. 求实进取，对技术精益求精。

6. 对同事以诚相待，互敬互让，通力合作。

7. 举止端庄，文明礼貌，遵纪守章，助人为乐。

8. 廉洁奉公，不接受病人馈赠，不言过其实，不弄虚作假。

9. 爱护公物，勤俭节约。

10. 以奉献为本，自尊自爱，自信自强。

第四节　国际护士条例

护士的基本职责有四点：增进健康、预防疾病、恢复健康和减轻病痛。

护士的工作是广泛需要的：珍视生命，尊重人的尊严和权利是护士的天职。对不同种族、民族、信仰、肤色、年龄、性别、政治观点和社会地位的人都要平等对待。

护士为个人、家庭和人群健康服务，并与其他有关部门协调进行。

护士与他人的关系：护士首先要对护理对象负责。护士在护理工作中要尊重护理对象本人的信仰、人格与风俗习惯，要为其个人的有关情况保密，同时可根据具体情况作出判断。

护士与工作的关系：为了对自己的护理行为负责，为了正确行使职权，护士必须不断地学习业务技术。在特定条件允许范围内，护士应达到最佳护理质量。护士在接受任务和把任务委托给他人时，要对自己或他人的能力有正确的估量。护士在履行职责时，要时刻保持护士应有的品格，要体现出护士的职业道德。

护士与社会的关系：护士应与其他公民共同行动，履行自己向社会提供服务的义务，以满足公众对卫生的需求和社会对护理的需求。

护士与同行的关系：护士在护理工作中与同行的关系是合作的关系。当同行或其他人的行为对某人的护理有危害时，护士应妥善处理。

护士与自己职业的关系：在理想的护理实践手段与护理教学手段的决定和运用方面，护士起重要作用。在丰富护理专业的基本知识方面，护士起积极作用。护士通过自己专业组织的活动，参与创造与维护社会上、经济上公平合理的护理工作条件。

第五节　护士品德修养

1. 护士的情感与情操

护士面对病人时的情感：护士的情感具有职业的特征，要带着关心、爱护、体贴的情感去为病人进行各种治疗及护理。护士的角色模式要求护士一旦上岗，就要学会控制自己个人的情感，做到"忧在心而不形于色，悲在内而不形于声"。护士情感的表达应比较内涵，体现为护士适度的优美情感，大方自然，既不拘束，也不做作，表情举止不宜过于外露，表露时应恰到好处，如面带微笑不要强作笑容或哈哈大笑。

护士的情操：情操是人一种深沉、稳定、高级、复杂的情感，美好的情操是心灵美的基础。护士要树立"辛苦我自己，幸福千万人"的崇高情操及善良、温和、充满同情心的崇高形象。

护士的行为美感：表现为端庄、大方、整洁文雅、讲究礼貌、办事沉着而有分寸。清高、自负、扭捏、浮躁会使人产生厌恶的不良情绪。

2. 护士的诚实与宽容

诚实即忠诚老实。而护士诚实的美德体现为"慎独"精神，要求"说老实话，办老实事，做老实人"，"有人在与无人在一个样"。对护士而言，无论病人年长与年幼，昏迷与清醒，都能一如既往地按照操作程序与要求，一丝不苟地完成各项护理工作。

宽容是待人处世的美德。作为护士，应心胸宽阔，有容人之量。无论遇到怎样的境况，都不能与病人发生正面冲突以致矛盾激化，而应从体贴关怀入手，耐心说服、劝导，消除病人不良情绪，共同完成各项治疗与护理任务，以期早日康复。

3. 护士的语言

（1）护士应使用规范的语言　语音清晰，声调优美。护士的语言交际应以普通话为主，同时也努力掌握当地方言，以排除或减少交谈中的障碍；音调适中，语气温和。以体现护士对患者关心体贴的情感，使患者听后感到亲切、依赖。

语义准确，词语达意。护士的语言要清楚、精练明确。向病人解释、交代问题或进行卫生宣教时尽量使用通俗易懂的语言，语法合乎逻辑。如向病人交代问题时应把事情发生的时间、地点、过程、变化、因果关系等叙述明白，要概念、层次清楚。

（2）护士的语言应达到治疗的目的　　应通过语言交流给病人以温暖、安慰、鼓励，使病人排除心理障碍。

（3）护士语言应坚持的原则

原则性与灵活性的统一　　要以体现维护病人的利益为前提，讲求职业道德。应时刻想到护士的职业是以病人的需要为前提，对病人心存真诚，平等相待，不以救世主的姿态出现，避免引起病人的不快和反感。

严肃性与亲切性的统一　　与病人交谈时应保持一定的严肃性，同时也让病人感到温暖亲切。但与一般病人交往时，应注意不要过多地谈论生活琐事，不要用命令的口气同病人讲话，或训斥病人。对一些言行不轨的病人，应严肃对待，加以劝阻，以保持护理工作的严肃性和护士自身的尊严。

坦诚与慎言相结合　　护士与病人之间相互尊重的前提是以诚相见，护士应讲真话，信守诺言，才能得到病人的信任。

护士的语言应以情感为纽带，达到与病人沟通的最佳效果　　与病人交谈时，应体现出对病人的同情和爱护之情，态度应自然大方，诚恳温和，面带关怀、亲切的微笑，在病人痛苦时则应收敛笑容，给予关注、同情的目光。进行交流的过程中，护士的姿势无论是站还是坐都应沉稳。进行操作时，应表情严肃，神情专注，切不可边做边聊，引起病人反感。

4. 护士的职业形象　　护士的形象应是精神饱满、面带微笑、富有朝气、身体健康、干净整洁、举止文雅、反应敏捷、步履轻盈、沉着镇静、言语精练。在病人面前护士应态度认真，对病人的病痛、伤残、死亡应予以同情和帮助，不可漠不关心或嬉笑诙谐，也不能哭泣悲哀，做好保护性医疗。在护士办公室及病室内不应吃东西，不接受病人馈赠。如在护士办公室与病人或医生讲话，应注意保持平等的水平，如病人坐着，自己也坐着，若病人站着，自己也应起身与之谈话，否则，坐着同站着的病人讲话是对别人的失敬和失礼。称呼病人不宜用床号，应使用病人的名字，对长者要用尊称，并要注意讲话的语气语调，不要有引起

只为了追逐个人的利益肆意而行，必然招致更多的愤怒不平

反感的不良情绪。

护士职业形象标准

仪表整洁，举止端庄。

精神饱满，面带微笑。

动作轻柔，技术娴熟。

反应敏捷，沉着冷静。

善于沟通，热情服务。

5. 护士应具备的几种意识

（1）护士职业意识　在医院护理工作中，护士应该是一个德才兼备、具有良好心理素质的技术工作者，除了技术精湛、心理修养好外，还需要具备特有的职业道德修养。护理工作质量的优劣，护士思想境界的高低，涉及病人的利益，影响医患关系。护士之所以称为"白衣天使"就是因为护士通过自己的护理手段解除了病人的痛苦，恢复了病人的身心健康。所以，社会和工作的性质要求护士要有良好的职业道德。

（2）护士角色意识　角色是个体在特定的社会条件下，于群体中所处的地位和身份。护理工作的性质和地位，决定了护士应具备强烈的角色意识，依其角色关系不同扮演不同的角色。

如：对待老年病人应是孝顺的女儿，说话言语要柔和清晰；对待小孩应是和善的姐姐，动作要轻巧敏捷，干净利落；对待同龄女性病人应是亲热的姐妹，言谈真诚朴实；对待同事应是亲如手足的同胞，工作要互相帮助，善于谅解别人，不计较个人得失；对待医生应是亲密的合作者，在疾病诊治过程中相互支持，富有高度的责任感。

（3）护士心理置换意识　心理置换就是角色和地位相互交换理解，即"设身处地"。近年来随着生活水平的不断提高，"择优就医、择优就护"已成为绝大多数病人的普遍心理。对那些择优就护的病人，要给予理解，以高度的同情心对待病人，热情耐心地满足病人的要求。同时要强化自己的专业技术和服务意识，尽职尽责，用自己的实际行动来增强病人对医护人员的信任感。有了这样特有的职业道德修养就可以激发护理工作的热情，融洽护患关系，提高服务质量。

（4）护士心理容量意识　"容量"心理学称为"胸怀"。护理工作是做病人的工作。病人的心理比一般的正常人心理更为复杂。在实施这项工作中，各种各样的矛盾和冲突无时不在、无时不有，变化多端、形形色色。这就需要每一位护士都应具有敏锐的观察力和广阔的心理容量。敏锐观察力就是要善于及时发现病人的各种症状及心理变化情况，为医生的治疗提供各方面的资料；广阔的心理容量就是要对病人所提出的方方面面的意见和要求听得进去，学会平衡自己的心理，协调自我意识，真正做到"宰相肚里能撑船"，同时还要掌握各种心理疏通方法，满足病人的基本需求，帮助病人恢复身心平衡。遇到误会时要善于谅解他人，遇到失败时要善于总结经验、吸取教训。

第六节　优质护理服务要求

1. 病区要求　安静、整洁、舒适、安全。

2. 每名患者做到"六洁、四无、两短"　头发洁、口腔洁、会阴洁、手指甲洁、脚趾甲洁、皮肤洁；无褥疮、无坠床、无护理并发症、无差错事故；头发、胡须短，手脚指（趾）甲短。

3. 对病人做到"三声"　来有迎声、问有答声、走有送声。

4. 工作做到"四轻"、"四勤"　说话轻、走路轻、操作轻、开关门轻；眼勤、手勤、嘴勤、脚勤。

5. "八心"　爱心、热心、细心、虚心、关心、耐心、同情心、责任心。

6. "三化"　操作常规化、工作规范化、管理制度化。

7. "三贴近"　贴近临床、贴近患者、贴近社会。

8. "六满意"　患者满意、社会满意、政府满意、医院满意、医生满意、护士满意。

9. "五个多一点"　多一点尊重、多一点理解、多一点解释、多一点鼓励、多一点帮助。

10. "六个多"　多一声问候、多一句解释、多一点同情、多一份关爱、多一些笑容、多一声祝福。

11. 敬业爱岗、全力以赴，实现"五好"　职业道德好、护理服务好、医疗质量好、医疗秩序好、社会效益好

12. "八个不说"　不礼貌的话不说，不耐烦的话不说；傲慢的话不说，责难的话不说；讽刺的话不说，刁难的话不说；泄气的话不说，庸俗的话不说。

13. "五不"安全防范意识　不随意简化操作程序，不存在丝毫侥幸心理，不忽视每一查、每一对，不凭主观经验和估计行事，不忽视操作中的病情观察。

14. 一提高　提高对病人的生理、心理、社会、精神文化等全方位的整体护理水平。

15. 二杜绝　杜绝差错事故发生，杜绝虚假现象出现。

16. 三及时　及时满足患者合理需求，及时准确执行医嘱，及时与患者家属沟通。

17. 四防范　防止压疮，防止坠床，防止烫伤，防止护理并发症。

18. 五做到　做到对患者有爱心，做到工作要细心，做到解释、宣教要耐心，做到各项操作让患者放心，做到合理收费，让患者安心。

19. 六保证　保证执行无菌操作规程；保证一人一带，一桌一布，一针一管；保证入院 8 小时完成卫生处置；保证护送住院患者做各项检查；保证工作、休息区域卫生清洁；保证各项护理措施有效落实。

20. 七主动　主动迎接新病人、迅速安排好床位、送病人到床旁；主动向咨询者打招呼，主动询问并给予帮助；主动了解对病人的检查结果，必要时向医生汇报；主动向医生报告病人病情；主动向病人做好各项宣教内容（入院、用药、治疗、检查、术前、疾病、饮食、活动、出院指导等）；主动向病人及家属征求意见；主动护送病人出院。

21. 八不准　不准衣帽不整上岗，在工作时间串岗、脱岗及穿护士服去就餐、会场、院外等；不准在工作时间会客、购物、干私活、长时间打私人电话；不准在工作时间内携带手机，工作需要携带者不准设置在有声状态；不准电话请假；不准在护士站扎堆聊天；不准在工作时间谈恋爱，带小孩；不准在工作场所内大声喧哗、听音乐；不准以任何理由顶撞或态度生硬地对待病人及家属。

22. 九个注意 接待新病人注意：微笑相迎、称呼恰当、服务主动、安置周到；协助病人进餐注意：饮食与医嘱是否相符；为病人服药注意：讲明药理、明确方法、看服到口、跟踪观察；为病人输液注意：准备充分、温馨穿刺、确保成功、慎防意外；陪送病人做检查注意：提前宣教、周密安排、耐心细致、全程陪伴；术前访视病人注意：耐心解释、满足需要、减轻压力、解除恐惧；与手术病人交谈注意：体贴入微、态度真诚、语言轻柔、护理周到；为病人做生活护理注意：语言和蔼、操作轻柔、无微不至、奉献爱心；为病人做健康教育注意：深入浅出、因人而异、区别对待、通俗易懂。

23. 十个一句 入院时多介绍一句，以减少病人紧张；操作时多说一句，让病人感到放心；晨晚间护理时多问候一句，让病人感到舒心；手术前多解释一句，以解除病人恐惧；手术后多安慰一句，让病人感到亲切；发药时多嘱咐一句，让病人服药放心；送检时多呵护一句，让病人减轻焦虑；失望消极时多鼓励一句，让病人增加信心；宣教时多重复一句，让病人记得准确；出院时多关照一句，使病人感到温馨。

做人是一辈子的事，哪一刻也不可放任的

第二章　护士仪表规范

第一节　护士服饰规范

护士礼仪是一种职业礼仪，是护士在职业活动中所遵循的行为标准，是护士素质、修养、行为、气质的综合反映。

一、燕帽：象征着护士职业的圣洁和高尚

1. 燕帽要干净无皱　以无声的语言告诉患者，我是一名保护患者健康的职业护士。戴燕帽时，两边微翘，前后适宜。一般帽子前沿距发际 3～5 厘米，戴帽前将头发梳理整齐，以低头时前刘海不垂落遮挡视线，后发长不及衣领，侧不掩耳为宜。上岗前就应把头发夹好，不要一边工作一边腾出手去弄头发，一则易造成自己头发及面部的污染，二会给人以挠首弄姿的不良印象。燕帽要轻巧地叩在头顶，帽后用白色发夹别住，以低头或仰头时不脱落为度。注意戴燕帽的上述要领，可使你避免给别人留下零乱的印象，体现出你的干练利落。

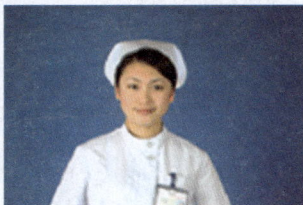

2. 护士戴燕帽的发型、发饰　普通病房、门诊的护士，工作时佩戴燕帽。雅致的发型使你更添风采；简洁的发饰使你更显圣洁优雅。

短发　头发自然后梳，两鬓头发放于耳后，不可披散于面颊，需要时可用小发卡固定。发长不能过衣领，否则应挽起用头花兜住。

长发　应将头发盘于枕后，用头花固定兜住，头发前不过眉，后不过衣领，侧不掩耳为宜。

发饰　工作环境中的发饰，主要为有效固定头发之用，发卡、头花等应采用与头发同色系，以素雅、大方为主色调，避免鲜艳、夸张的发饰给病人带来不良的刺激。

染发　可染成黑色或近黑色，严禁染成鲜艳的色彩。

3. 护士戴圆筒帽的发型　手术室及特殊科室的护士，为了无菌技术操作和保护性隔离的需要，工作时佩戴圆筒帽。在佩戴圆筒帽前，应仔细整理好发型，头发应全部放在圆筒帽内，前不露刘海，后不露发

际。短发可直接佩戴圆筒帽。长发用小发卡或网套盘起后再佩戴，这样可以确保头发不从圆筒帽中滑脱到外面，不影响无菌技术操作和隔离防护。

二、装饰要求

1. 淡妆上岗　护士作为职业女性，自然、清雅的化妆是自尊自爱、热爱生活的体现。护士上岗化淡妆，给人精神饱满、积极向上的感觉，让患者从心底感到舒畅。

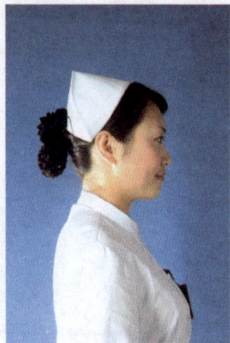

2. "四不宜"

不宜佩戴首饰，包括：戒指、指环、手链、手镯、脚链等。

不宜佩戴耳饰，包括：耳坠、耳环、耳钉。

不宜留长甲及涂染手指甲、脚趾甲。

不宜涂抹浓郁气息的香水，避免对病人不良刺激，甚至诱发哮喘等过敏性疾病。

三、护士戴口罩的职业标准

每天更换，保持洁净。佩戴应完全遮住口鼻，戴至鼻翼上一寸，四周无空隙。忌将口罩戴至鼻孔下、扯至下颌或吊在耳上。在一般情况下与人讲话要注意摘下，长时间戴着口罩与人讲话会让人觉得不礼貌。

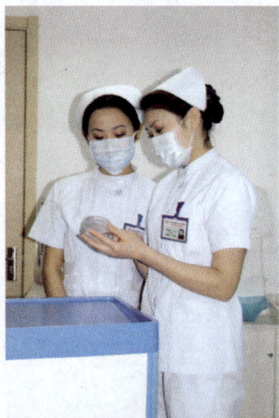

四、护士佩戴胸卡的要求

胸卡是向人表明自己身份的标志，便于接受监督，要求正面向外，别在胸前，胸卡表面要保持干净，避免药液水迹沾染。胸卡上不可吊坠或粘贴它物。

五、护士服要求

1. 便装　进出病区的便装因与工作环境相关，以秀雅大方、清淡含蓄为主色调，体现护士美丽端庄且稳重大方。到病区来上班，不穿过分暴露不雅观的时装，如露脐装、吊带装、超短裙、迷你裤，不穿带响声的硬底鞋、拖鞋出入病区。男护士不穿背心、短裤到病区。

　　　　保持一份坦诚与率真，少一点虚伪和奸诈

2. 工作服　洁净、平整、合身，扣子齐全，内衣领口、袖口不宜露在工作服外面；不外露内衣，内衣颜色也不宜过于鲜艳。

不穿工作服就餐、外出上街。

3. 手术服　只适用于手术室内，离开手术室不得穿手术服。

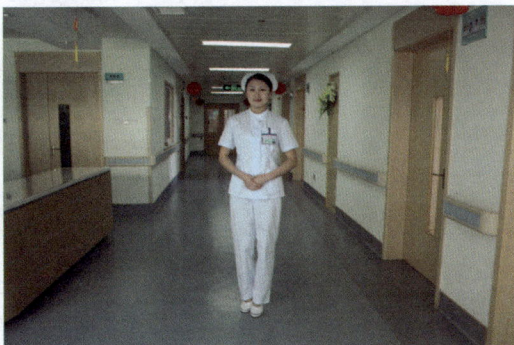

六、护士鞋袜的要求

护士工作时必须穿护士鞋，以浅色低跟、软底防滑、大小合适为宜。应经常洗刷，保持洁白干净；袜子为肉色或白色，与工作鞋协调一致，短袜不能露在裤脚的外面；不能光着脚穿鞋，穿凉鞋时必须穿肉色丝袜。

仪表是一种文化和修养，也是一种语言——意同于形体语的副语言。护士因职业需要对仪表有着特殊的要求。大量的心理研究表明："以貌取人"是仪表形象在与人接触的第一时间，能直接强烈地刺激人的视觉器官，其优雅和粗俗、文化修养、个性爱好及年龄职业几乎在瞬间可见一斑。护士规范的着装则向社会展示着护士严谨自信、优雅庄重、诚信大方的工作作风和职业风采。护士以美好的职业形象、特殊的职业技能和规范具体的服务艺术相结合，赢得病人的信任，得到社会的认可。

第二节　护士形体规范

举手有礼　站有站相　落座有姿　行走有态　下蹲轻雅

姿态是指姿势、体态，主要包括站姿、坐姿、走姿、操作姿态等，总的原则应为文雅、健康、有朝气。

一、手姿

手姿又叫手势，是人的双手及手臂所做的动作，它可以是静态的，也可以是动态的。

1. 鼓掌　双手有节奏地掌心对拍。

2. 夸奖　竖起大拇指，指尖向上，指腹面向被称道者。

3. 指示　右手或左手抬至一定高度，五指并拢，掌向上，以肘部为轴，朝向目标伸出手臂。

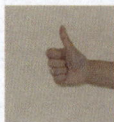

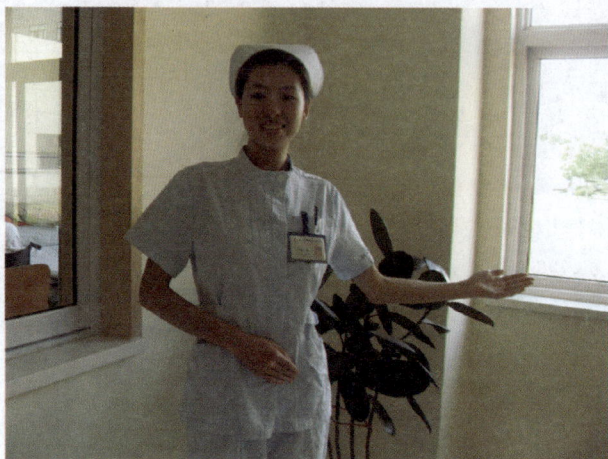

二、站姿

站姿又称立姿、站相，是人在站立时所呈现的姿态，是人的最基本姿势。通常是一种静态姿势。常见站姿：丁字步、V字步、Ⅱ字步。

基本要求：挺、直、高、稳，站立时体态挺拔自然，优雅大方，富有朝气。

头　微抬，颈直，目光平和，自信。

肩　两肩平齐，外展放松。

上身　挺胸收腹，两腿并拢。

双臂　自然下垂，或双手相搭在小腹部。

双脚　呈"V"字形或"T"字形，靠拢夹角 $15°\sim20°$，重心在足弓。

禁忌：驼背耸肩，凹胸凸腹，撅臀屈膝，东倒西歪，两腿交叉或双手插兜，全身不够端正，双腿叉开过大，手脚随意活动，表情自由散漫。

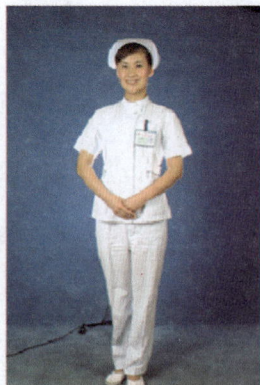

三、坐姿

坐姿是人在就座之后所呈现出的姿势。坐姿是一种身体的放松，一

　把事做好的唯一方法，是把眼前的工作当做你一生唯一的事情来做

种静态的姿势。

　　坐姿的基本要求：端庄、大方、优雅

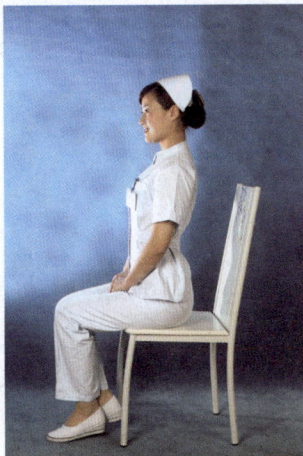

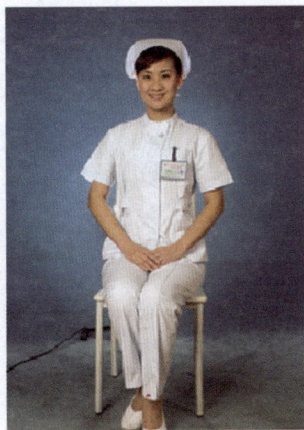

　　上身挺直，头部端正，双目平视，下巴内收；双手掌心向下，叠放于大腿之上，或是放在身前的桌面上，上身与大腿，大腿与小腿之间均呈 90°；脚尖朝向正前方或侧前方，双脚可以并拢、平行，也可一前一后；只落坐椅面的 1/2～2/3，避免身体倚靠座位的靠背。

　　入座方法：左进左出。

　　禁忌：禁忌动作过大过响，腰背松散，双腿敞开，摇晃抖动，翘"二郎腿"，双手夹于腿间或抱在脑后。

四、行姿

　　行姿又称走姿，是人在行走的过程中形成的姿势。它是一种动态的姿势，体现人的动态之美。

　　行姿的总体要求　轻盈、矫健、优美、均匀、不慌不忙、稳重大方，力求做到"行如风"。

　　护士规范的行姿　以站姿为基础，脚尖朝向正前方，收腹挺胸，两眼平视，双肩平衡略后展，两臂自然摆动或持物在胸前，步履轻捷，弹足有力，柔步无声，充满活力。

　　全身伸直，昂首挺胸　面朝前方，双眼平视，身体形成一条直线。

　　起步前倾，重心在前　膝盖伸直，步态优美。

脚尖前伸，步幅适中　前脚跟与后脚尖相距一脚长。
直线行进，自始至终　身体不要左摇右摆，直线形态移动。
双肩平稳，两臂摆动　摆动幅度以 30°为佳，不要横摆、同向摆。
全身协调，匀速行进　举止协调、配合，表现轻松、自然。

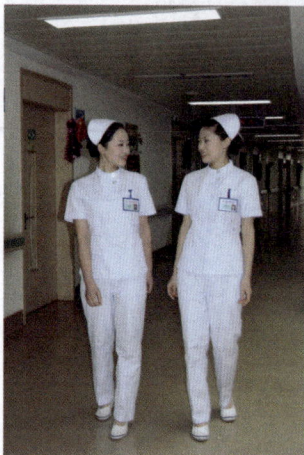

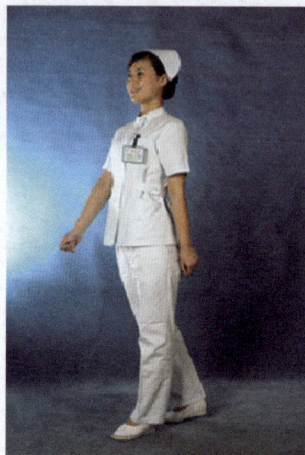

禁忌：

（1）禁忌瞻前顾后，声响过大，重心不稳，弯腰驼背，左右晃动，步履拖沓。

（2）禁忌内、外"八字脚"，背手，抱肘，叉腰，慌张急迫。

（3）禁忌两人以上并排走在病区，嬉戏打闹，声音过大。

（4）禁忌上下楼梯扶栏杆，表现出疲惫的样子。

五、蹲姿

蹲姿指人下蹲时形成的姿势。

由站姿或走姿变化而来，相对处于静止状态，表现优美、典雅，是护理人员常用姿势。

基本蹲姿要求：一脚在前，一脚在后，两腿紧靠下蹲，前脚全脚掌着地，小腿基本垂直于地面，后脚跟抬起，前脚掌着地，臀部要向下。

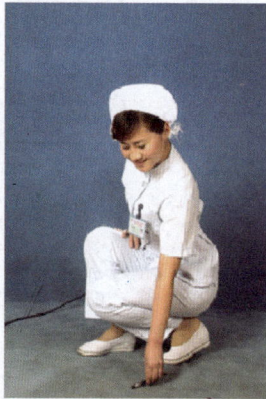

　水滴石穿是水的力量，更是时间的力量

禁忌：

（1）禁忌面对他人下蹲。

（2）禁忌背对他人下蹲。

（3）禁忌下蹲时双腿平行叉开。

（4）禁忌下蹲时低头、弯背或弯上身、翘臀部。

六、持治疗盘

持治疗盘头、肩、上身同行走要求。双手握托治疗盘两侧1/3或1/2处，双肘靠近腰部，肘关节呈90°，双手端盘平腰处，重心保持于上臂，行进平稳，治疗盘距胸前约5厘米。

禁忌：开门时不能用脚踢门，可用肩部或肘部轻轻将门推开。

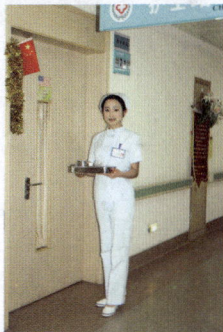

七、持血压计

持血压计头、肩、上身同行走要求。一手持血压计，将血压计放在一侧前臂上，用肘关节稍微固定，另一手自然下垂，手握听诊器。

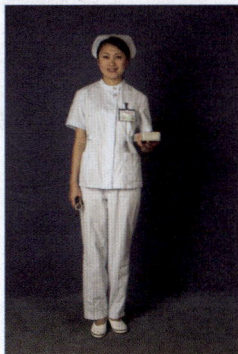

八、持病历夹

持病历夹头、肩、上身同行走要求。左手持病历夹 1/3 或 1/2 处，右手轻托病历夹右下角。

禁忌：禁忌持物用脚踢开门（可用肩部或肘部将门轻轻推开）。

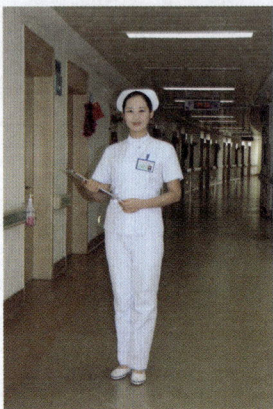

九、持交接班本

持交接班本头、肩、上身同行走要求。左手持交接班本左上角，右手持交接班本右下角，肘关节紧贴躯干，身体直立。

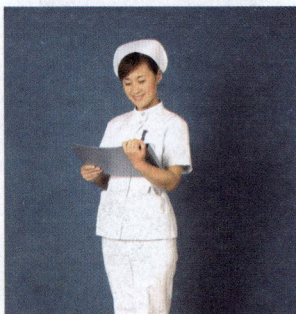

十、推治疗车

推治疗车两手推车，车在前人在后，头、肩、上身同行走要求。身体略向前倾，治疗车距身体前侧约 30 厘米，两手扶治疗车两侧扶手，肘部自然放松，成 135°～160°角，向前轻轻推动治疗车，尽量减少治疗车推动过程中发出的噪音。

能够把简单的事情天天做好，就是不简单

禁忌：禁忌将治疗车置于身后，用手拖行，禁忌声音过响，禁忌用治疗车撞击房门。

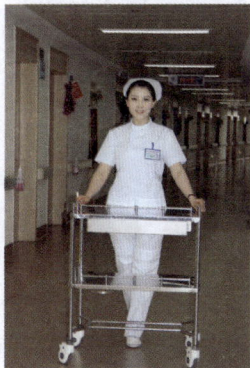

十一、开关门

开关门头、肩、上身同站立要求。身体略转，半面朝向门，距门约40厘米，一手轻带门扶手，另一手微扶门边将门轻轻开关。

禁忌：禁忌动作过响，禁忌用胳膊或脚顶门、踢门。

十二、搬、拿椅子

搬、拿椅子面向椅背，右手握椅背下缘中段，左手扶椅背上缘，四指并拢，拇指在内侧，向上提起。

禁忌：禁忌发出响声。

十三、眼神与表情

护士良好的形象对自己对病人都具有积极意义；而正确的目光交流与微笑更是医务人员本职工作的重要内容。

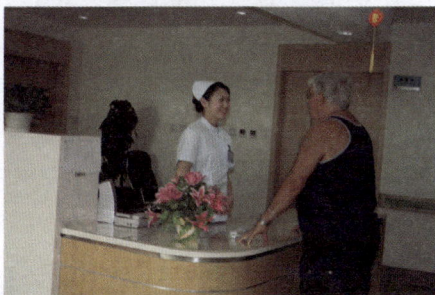

在岗位上要使自己的表情表现得热情、友好、轻松、自然。

1. 眼神　眼睛是心灵的窗户，目光是面部表情的核心，在人际交往中，眼睛是最清楚、最准确的信号，被称之为感情的神经。在人的各种感觉器官接收的信息总量中，眼睛独占70％。

（1）听取病人的主诉要有时间保障，尽量让他说完，并且精力要集中在表情上。

（2）一般平视对方，视线不能超过头，通常为双目对视；随着病人所描述疼痛的部位，移动视线。

（3）全神贯注地注视，注意视线的交流。

2. 表情　在护理岗位上面带微笑是最受欢迎的，是最自然大方、最富有吸引力、最令人愉悦、最有价值、最有真诚友善的面部表情。护士职业的微笑比其他行业的微笑更为重要。作为医务工作者，每天都会面对在疾病中挣扎的病人，所以护士这个职业就更应该比其他行业更懂得微笑在病人的身上能起到什么样的作用。微笑服务对我们医务工作者来说是以真诚服务取信于病人，微笑不仅仅是礼貌，它本身就是一种劳动的方式。我们每天面对的是在病痛中挣扎的病人，我们就应该更懂得对病人微笑和示爱，拉近与病人的距离。

（1）含笑：不出声，不露齿，面含笑意，表示接受对方，待人友善。

（2）微笑：表现出自得其乐、充实满足、知心会意，是表示友好的笑。

　当一个人心情愉快的时候，他便显得善良

十四、鞠躬

交错而过时，面带微笑，行 15°鞠躬礼，头和身体自然前倾，低头比抬头慢，表示问候。

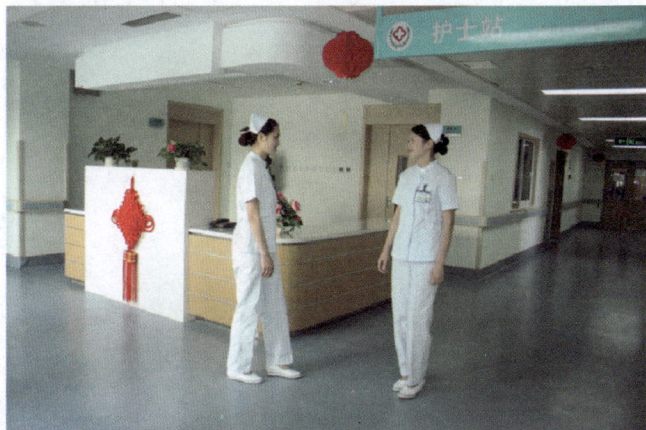

接送客人，行 30°鞠躬礼，表示感谢、迎送。

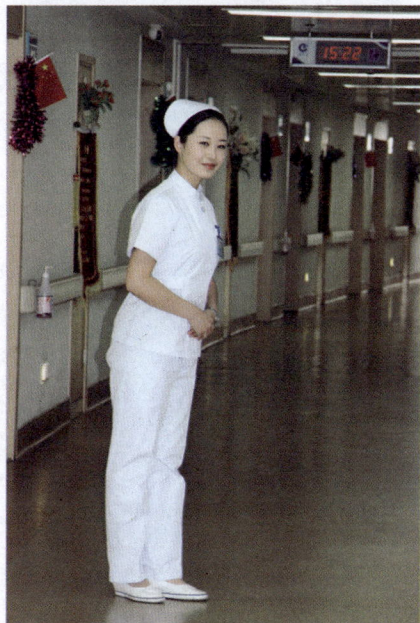

手放在腹部，行 45°鞠躬礼，低头速度要慢，表示感谢。

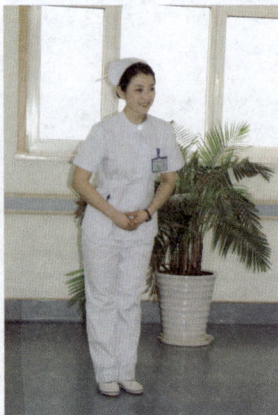

十五、握手

注视对方，站立欠身，伸出右手，掌心略向上，五指并用，轻触对方手指，轻轻摇动1～3秒。

禁忌：禁忌掌心向下，时间过长，用力过猛，左手握手，戴着手套或握完手擦手，旁顾他人他物，左手拿物品或左手放在口袋里，面无表情，不置一词或点头哈腰，过分客套，只握指尖或只递指尖，手部肮脏不洁。

十六、招手致意或挥手告别

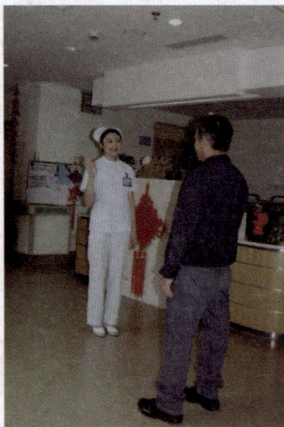

坦坦荡荡做人，诚诚实实做事

1. 右手高举过头顶，以目光示意、招呼对方，为招手示意。
2. 右手高举过头顶，掌心朝前，左右不停摆动，为挥手告别。
3. 右手举起，不超过头顶，左右摆动，以示"再见"之意。

十七、指引

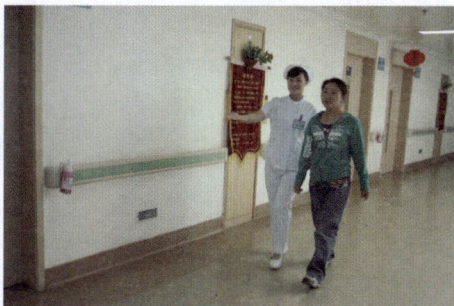

　　用左手或者右手抬高至腰部，五指并拢，掌心向上，以肘部为轴，朝一定方向伸出手臂。

　　禁忌：禁忌指指点点，比比划划，忽快忽慢，指引方向不明，单手指指引。

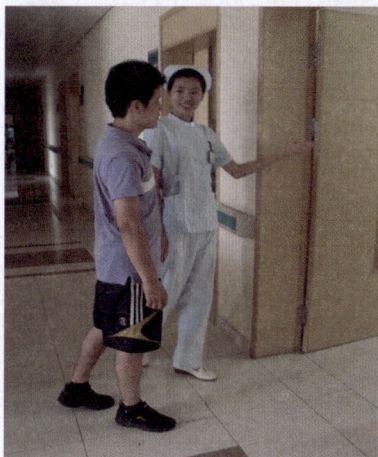

十八、路遇礼仪

　　1. 在行进中，路遇医护人员或病人及其家属，不需要停下来时，可用边走边说"您好"打招呼，或用"点头、微笑"打招呼。

生活中并不是全是艰辛和困难，它同时存在舒适与欢乐

2. 在行进中，路遇医护人员或病人及其家属，需要停下来时，一定要站稳，认真回答完问题再走。

3. 在行进中，与医护人员或病人及其家属平行前进而空间有限时，应让医护人员或病人及家属先走一步。

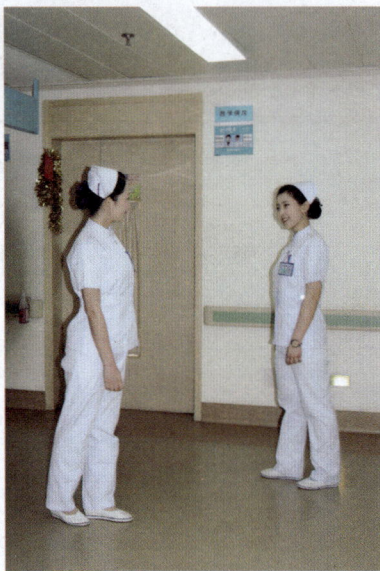

第三章 护士服务规范

第一节 门诊护士服务规范

一、分诊台

1. 门诊分诊要求做到及时、准确，对每一位来诊病人应目视、微笑着主动问候。

2. 实行首问负责制，友善地回答患者提出的问题并作适当指引。

3. 病人有书写能力的，提供笔让病人填写病历本首页。如"请您按病历本上要求逐项填写清楚"。

4. 病人书写困难时，主动帮助病人填写姓名、性别、年龄等。如"请把您的病历本给我，我帮您填写一下"。

5. 指导病人就诊护士："您现在可以到第×诊室等候就诊"或"请您先坐下来等候，听到叫您时再到诊室门口候诊"。告诉病人交费处位置。

6. 怀疑病人患有传染病，安排到相应的诊区就诊，有异常马上报告医生。

7. 遇到挂号满后或医生停诊时，应主动为患者解决问题，不推托，尽量给出几种方法让患者选择；说抱歉时要真诚，注意目光及肢体语言的表达。

二、导医台

1. 导医护士应主动迎接和询问病人。"您知道到哪个诊室看病吗？请让我看一下您的门诊病历。"

2. 引导病人进入诊室。身体站直，微笑着用一只手（手心向上，五指并拢）为病人指向就诊的科室或直接引导病人到诊室。

3. 护士看到候诊病人有不安或急躁情绪时，主动询问。如"您需要我的帮助吗？"或"请耐

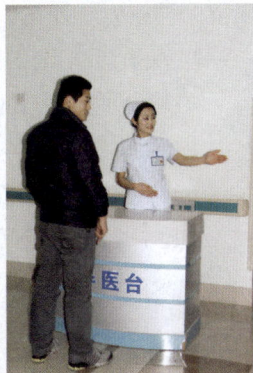

心再等一会儿，今天病人确实很多，我们会尽快安排的"。

4. 维持就诊秩序。勤巡视，主动发现问题，保持诊区安静有序；劝解大家到等候区时要适当运用目光语言、肢体语言，令候诊者理解和配合。如"请您坐下来等候，一会叫您的名字"或"请不要大声说话，保持诊区安静，谢谢配合"。

5. 接待患者投诉时应耐心、诚恳地听取患者意见，解释得当，对于医务人员行为不当引起的投诉，给予道歉以得到谅解，不卑不亢，对患者的困难给予及时的帮助。

6. 用同情的眼光关注就诊者并给予帮助。

三、门诊手术室

1. 主动热情，认真确认手术部位，告知患者术前注意事项；礼貌地将手术资料交给病人或家属并做好交接班。

2. 病人手术时认真核对科室、姓名、性别、年龄、手术名称、部位、方式、手术时间、手术医生等；关心患者，协助患者上下手术床，注意遮挡、保护隐私，术中注意观察患者。

3. 手术后注意观察患者，交代注意事项，清楚告知复诊日期；向患者解释不同的手术有不同的要求，让患者知道注意事项的原因。

四、体检中心

1. 态度热情，主动介绍体检中心特色、项目、收费、流程等；掌握丰富的健康教育知识，指导体检者。

2. 双手递结果给病人，并指引就诊者到医生诊室咨询。

3. 接电话时要注意礼貌、语气、语调、称呼、时间及结束语。

五、情景示范（体检就诊）

护士：您好！请问有什么可以帮您？

病人：我是来体检的。

护士：请问您是个人体检还是单位集体体检呢？

病人：是个人。

美好的生命应该充满期待、惊喜和感激

护士：这是我们为客人预订的一些体检套餐，可以根据您本人的需要选择项目，请您阅览；如您自己不能确定选哪些项目可以与医生交流时听听医生的建议。

病人：好的，我选择这一套，接下来我该怎样做？

护士：请问您有诊疗卡吗？

病人：没有。

护士：麻烦您先填写这张诊疗卡录入表。

病人：好的。

护士：填写好后请往这边排队挂号，接着到第×诊室等候体检项目处方。

病人：请问在哪交费？

护士：交费请到×号窗口排队，交费后请到×号窗口领取抽血检验单。

病人：好的，请问进行体检需要按顺序吗？

护士：是的，请您先空腹抽血，抽血后请饮水憋小便进行 B 超检查，接着留取小便，再吃早餐，其他项目无要求先后顺序，有不明白的可以询问我们，我们随时为您服务。

病人：谢谢！

……

病人：请帮我检查一下我的体检项目是不是已经完成了，好吗？

护士：好的，您的体检项目已经完成。

病人：请问什么时候可以取体检报告？

护士：您在×月×日的下午凭借诊疗卡到前台取报告。

病人：好的，谢谢！

护士：不客气，请慢走！

第二节　急诊护士服务规范

一、接诊室

1. 按病情轻、重、缓、急安排就诊次序。

2. 负责急诊接诊、分诊工作，按本岗位职责先为病人测量生命体征，根据病情需要做好应急处理。

3. 危重病人来诊必须在 5 分钟内做出处理，属于绿色通道的患者，按相关规定处理。

4. 注意留意大厅及接诊台四周病人的来往情况，主动热情接待每一位来诊或咨询的病人。

5. 在抢救室抢救病人时要密切合作，做到忙而不乱；详细记录生命体征，发现病情变化及时处理，动作轻柔，规范地执行相关的护理工作；告知家属办理住院手续流程及需要准备的资料，通知医务人员护送病人到病房。

二、治疗室

1. 主动热情，不推诿患者，解释注射的流程，认真核对。

2. 做好三查七对，语言简练，动作轻柔，神情专注，关心患者；操作中随时与患者沟通。

3. 注意遮挡患者，保持患者体位舒适。

4. 告知患者注射的目的、注意事项、下次打针的时间等。

5. 对做过敏试验的患者应详细询问过敏史，认真观察，告诉患者药敏试验的结果，阳性的注意事项。

6. 认真做好试验及结果阳性的相关记录，指引病人与医生沟通。

7. 对待抽血患者应耐心询问病人准确的餐饮时间，必要时帮助病人回忆，如你记得喝糖水的时间吗？解释准时抽血的重要性和临床意义。

8. 对由于标本问题需回来重新抽血的病人，要优先或单独接待，做好沟通工作，避免病人产生误会或不良的情绪。

9. 告知患者留标本的方法及其注意事项；示范拧开容器的方法，指引收集标本处在哪里。

10. 认真解答，有疑问主动联系检验科查询检验结果。

三、抢救室

1. 就诊病人在抢救的过程中，护士要随时做好沟通和安慰工作。

用无私的心，广博的爱，无微不至的行动为病人服务，永不言弃

2. 对突患急症的患者，要理解对方的心情。突患急症可以使病人和家属的心理处于高度的应激状态，这时急诊护士应一边实施紧急抢救，一边与病人进行沟通，来了解他们的需求，以精湛的急救技术和良好的沟通技巧来赢得病人和家属的信任。

3. 在行暴露性操作的时候，要注意保护好病人的隐私，不要不顾一切。对一些清醒病人要适当进行解释、安慰和遮挡。如："现在需要导尿，我给你把裤子解下来，我会为你遮挡好，别紧张。"

4. 急诊护士为了有效地抢救生命，要有严格的时间观念，动作敏捷规范，判断情况准确，处理问题果断利落，言谈到位，同时语气要非常婉转，注意简单明确，急不失礼。

5. 亲切告知病人和家属有关留观和输液的注意事项，熟练轻巧地为病人完成抽血、输液、注射、导尿、洗胃、灌肠等各项护理操作，教会病人使用呼唤器，以方便病人在发生异常情况时使用。

6. 急诊留观病房具有病人流动量大、观察时间短、病情变化快的特点，护士应该勤巡视、多观察，增加与病人的交流和沟通，善于通过病人的语言、动作来捕捉病情变化的信息，动态地掌握病情的变化，亲切地给病人和家属予以安慰。

7. 治疗结束后护士应该叮嘱病人，比如拔针之后，护士要对病人说："您再多按压一会儿"或"您再休息一会"、"您慢慢走"等。在病情好转的时候，护士应该给予热情的祝福和健康指导；在病情改善不明显的时候，应该给予安慰，鼓励病人，使其能够积极地配合治疗。

8. 当遇到几位病人同时都有需求的时候，护士要根据轻重缓急，先解决最急需解决的问题，同时委婉有效地进行协调，避免病人之间的纠纷。

四、情景示范（抢救室门外）

护士：请问哪位是王强家属？

家属：在这里。

护士：王强现在仍在抢救中，现在还比较危险，请协助我们登记患者的基本情况。

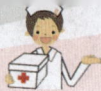

家属：我能到里面陪伴吗？

护士：很抱歉，为保证救护工作的顺利进行，抢救室谢绝家属陪伴，请您谅解。我们会尽全力救治和护理病人的，请您放心。医生会向您通报病情的。

第三节　病房护士服务规范

基本要求：仪表端庄，操作规范，态度和蔼，技术娴熟。

一、入院接诊

1. 接待新入院病人应马上起立，微笑，主动打招呼，见到需要帮助的病人应立即提供帮助，如搀扶、提供轮椅，尽早带病人到病床休息。

2. 首问负责制，友善地回答患者提出的问题并作适当指引。

3. 责任护士应在 5 分钟之内接诊，做自我介绍，在当班内完成入院评估及环境介绍。

4. 尊重病人，文明用语，礼貌称呼病人，禁止以床号代姓名。

5. 按照护理级别要求巡视病房，及时解决病人所需。呼叫铃响后应在 10 秒内接听，并立即给予答复，尽快处理。

6. 保持病区安静舒适。

二、检查治疗

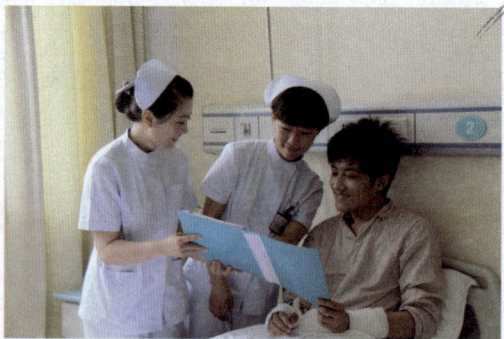

1. 进行测血压、体温等各项操作时，耐心解释检查目的及注意事项，协助患者摆好体位，动作轻柔，注意遮挡、保护隐私，有管道的要做好管道护理，协助患者整理衣服。有异常马上报告医生。

2. 当病人对治疗、护理有疑问时，应及时给予解释。如果护士正忙着，不能立即答复病人时，应做解释说明，取得病人的理解。

✚ 人总是珍惜未得到的，而遗忘了所拥有的

3. 发口服药时要告诉病人药物名称、作用、不良反应、服用方法、服用时间及注意事项，倒好开水，必要时协助病人服药，并按时检查病人服药情况，观察用药后的效果及病情变化。

三、护士巡视病房

1. 主动热情，面带微笑，有针对性地了解病人的病情，做好病人的心理护理和健康教育，及时观察病人的思想动态，提供相关疾病知识。

2. 当病人出现高热时，应及时测量体温，倒杯热水，并进行物理降温，为病人盖好被子，给患者翻身的同时检查皮肤、输液、引流管等情况，尤其是病情危重者。

3. 当病人大小便排泄困难或有异常时，应及时处理。

4. 当病人床铺和衣服潮湿或被弄脏时，应及时更换。

5. 当病人有某些不舒适时，应及时观察，并给予恰当处理。

6. 当病人有合理的护理需求时，应予以满足。

7. 当病人病情发生变化，应及时做好抢救准备。当病人救治无效病故时，要同情理解家属的心情，给予必要的安慰、开导。

四、手术前后

1. 做好术前准备，介绍术前、术中、术后注意事项。

2. 术前应告知患者将贵重物品、现金、首饰、手机等交给家属保管，如家属不在现场，应与另一护士核对，并做好物品登记后保存。

3. 术前指导病人练习手术体位和在床上解大小便，练习有效呼吸和排痰方法，以适应手术，利于术后恢复。

4. 术后严密观察病人生命体征，检查伤口情况，检查引流管位置及是否通畅，有异常及时处理。

5. 解释禁饮食的必要性，床头挂禁食牌。

6. 指导患者取半坐卧位、下床活动，及时解决疼痛问题。

五、出院指导

1. 向患者宣教康复知识。

2. 了解病人对出院的态度，有什么疑问和需要解决的问题，必要时协助通知单位和家人。

3. 指导患者办理出院手续。

六、输液巡视服务规范

1. 患者静脉输液时，必须床边挂输液巡视卡，巡视卡要求在操作完成后即刻挂好。

2. 护士应做到主动及时为患者更换液体。按病情（或遵医嘱）调节滴数，更换液体必须填写更换时间和姓名，同时巡视房间内其他病人的情况；拔针后先帮病人按住针眼，没出血方可离开。

3. 护士要了解病情，严密观察输液后病情变化，如发现患者出现输液反应，除按常规措施抢救外，应立即通知主管医生（或值班医生）和护士长，对症状严重者应同时通知急救科医生协助抢救。

4. 巡视中要注意观察液体有无外渗，如发现局部组织肿胀及输入液体对皮肤组织有损伤时，应立即采取有效措施，并报告护士长及护理部。

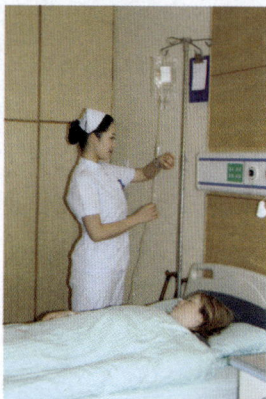

七、病房护理组交接班规范

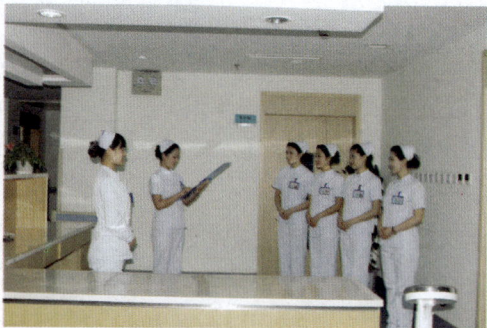

晨交接班（夜班、白班交接）

1. 夜班护士在交班前除做好患者病情状况的交接准备外，还应做

真正的爱，应该超越生命的长度、心灵的宽度、灵魂的深度

好交班时的周围环境准备（周围环境指护士站、治疗室、处置室、换药室、示教室等各室的地面、桌面、窗台等处），交班环境要清洁、整齐。

2. 接班人员提前15分钟做好着装仪表方面的准备到护士站等待交接班，着装不符合要求者不得参加交接班。

3. 临床责任护士提前15分钟进病房，巡视自己所分管的患者，了解抢救、病危、手术后及当日待手术病人晚夜间病情变化。

4. 交接班开始，护士长与护士相互亲切问候："早上好！""早上好！"

5. 交接班期间，护士应精神饱满、姿态端正、注意力集中，除抢救或急诊患者外，不允许接私人电话或做其他工作。

6. 本班工作完成不彻底或不符合要求者应在改正后方可下班。

第四节 特殊科室护士服务规范

一、ICU护士服务规范

1. 穿着整齐，语言亲切，行为规范，态度严肃认真。

2. 工作要集中精力，坚守岗位职责，随时做好各种急救前的准备工作，掌握护理急救技术及各种急救仪器设备。

3. 严密观察病情变化，积极、主动、有效地进行医护抢救配合。

4. 不管患者意识是否清醒，用安慰、体贴、关心和有爱心的语言来缓解患者的紧张恐惧心理，减轻精神痛苦，稳定患者的情绪。

5. 抢救患者期间注意与家属沟通，及时通报抢救情况，关心安慰家属。

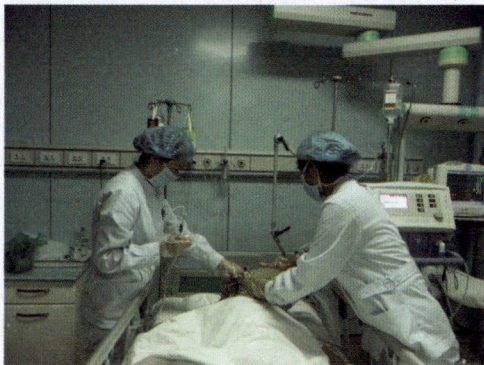

在平凡的护理岗位上，一步一个脚印，不断进取，永不停息

病人入 ICU 时

1. 接待护士要亲切，用爱心的眼神、适当的触摸和语气来增加护患之间的亲和力，增加信任感。

2. 责任护士接病人与病房护士、医生做好接班工作，观察病情，注意各种管道和全身皮肤等情况，接好监护仪，固定好病人以防坠床。

3. 患者病情危重时，护士应向家属交代，指引家属到监护室外等候并加强沟通。

4. 病人入 ICU 前，应将随身携带的贵重物品带走，以免遗失，特殊情况下可两人一起取下病人的贵重物品做好登记一起交给家属。

治疗中

1. 熟练配合医生抢救，详细做好病情记录。

2. 严格执行"三查七对"制度和消毒隔离技术。

3. 在每次为病人做护理操作之前，都要先向病人解释清楚，我要做什么，为什么这样做，这样做会给病人带来什么好处，需要患者如何配合，解释清楚了才能缓解病人不安的情绪，不清醒病人同样给予解释。

家属探视

1. 耐心地向患者家属讲解探视制度的有关规定，以取得理解。

2. 家属来探视时，在探视室安排主管医生和护士与病人家属沟通，讲述病人现在的病情变化。

二、手术室护士服务规范

1. 手术室护士应着装整齐，举止文雅，沉着冷静，进行无菌操作时按要求洗手、戴口罩，动作轻柔。

2. 医、护、患相互尊重，使用礼貌用语，多说"谢谢"、"请"、"麻烦您"、"对不起"等尊重对方的语言，有效沟通，减少摩擦。

3. 在手术室等候区接病人，巡回护士应摘下口罩，微笑着向患者问候"您好"，或根据患者年龄、性别称呼"大伯您好"、"阿姨您好"，用和蔼、耐心的语言核对患者的姓名、性别、年龄及手术名称，并询问过敏史、皮肤状况等，核对无误后将手术病人送入手术间，按手术需要摆好体位，并注意保暖。不要过早暴露病人的身体，手术结束时及时为病人穿好衣裤，保护隐私，尊重病人的人格。

4. 为病人实施各种操作时，动作要轻柔，严肃认真，耐心解释操作的目的、可能的不适、配合的注意事项；未接触病人体液、血液时不戴手套进行操作，以免引起病人误解，有嫌弃之疑。

5. 手术时态度严肃认真，不谈笑嬉戏；不讲与手术无关的事，不在手术间谈论病人或与手术无关的病史或其隐私问题，维护病人的隐私权。

6. 尽量满足手术医生的个人喜好，如手套的型号、特殊的缝线、特殊的手术器械等。当有疑问或与医生意见不一致时，应主动妥善解决，不能争吵与顶撞。

7. 术后应协助病人整理衣裤，交代术后注意事项，用平车送回科室。

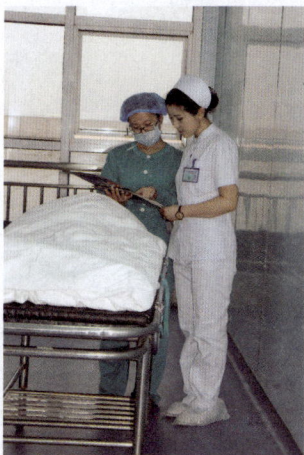

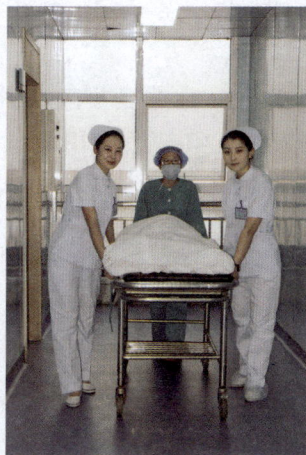

三、供应室护士服务规范

1. 准时上岗，着装整洁，帽子应包裹全部头发，并按各工作区域要求，穿好工作服，更换专用鞋。

2. 微笑服务，坚持以"临床一线为中心"，多使用礼貌用语"请"、"您好"、"谢谢"等。

3. 举止文雅，庄重大方，动作敏捷轻巧。推车行走时，切不可强行超越，应主动礼让，搬运物品要轻拿轻放，保持环境安静。

4. 工作中发生误会或矛盾时，应控制自己的情绪，保持冷静，互相谦让。

四、产房助产护士服务规范

1. 热情接待孕妇，负责完成相关的专科检查、记录工作。

2. 保持产房安静、整齐、舒适、温馨。

3. 全面掌握待产孕妇的产程动态情况，能及时发现异常情况，并能正确及时进行处理。

4. 认真核对孕妇本人的身份证及计划生育手册。

5. 热心、细心、耐心做好孕妇及家属的宣教工作，为孕产妇提供专科护理、心理护理、生活护理等。

6. 密切观察产程，及时发现异常变化并及时报告医生进行处理。

五、儿科护士服务规范

1. 对待患儿家属要热情、耐心、态度和蔼，向家属做好相关制度和注意事项的介绍。

2. 操作轻柔，及时处理各种仪器的报警声音，保持病房安静；保持病房适度的温度和湿度，为患儿提供一个良好的住院环境。

3. 接触患儿前要洗手，做好基础护理，经常巡视和检查病人，但要减少不必要的刺激，保证患儿安全。

4. 家属探视监护室的患儿时，护士要介绍患儿一般情况，联系管床医生介绍患儿病情，耐心讲解，尽量解答疑问。

5. 患儿出院时，交代好出院手续办理流程，做好出院指导，用通俗易懂的语言详细介绍喂养技巧、服药方法及注意事项。

六、血透室护士服务规范

1. 透析前要做好宣传解释工作，建立良好的护患关系，以确保治疗的连续性。

生活若剥去了理想、梦想、幻想，那生命便只是一堆空架子

2. 透析过程，要关心就诊者，严格执行无菌操作，熟练操作血透机，密切观察病情和设备的运行情况，发现异常及时处理，防止意外情况发生。

3. 在血透室内不能大声喧哗，不能谈笑嬉戏，不能随意离开岗位，让患者缺乏安全和信任感。

4. 透析结束后，要向就诊者交代有关注意事项，并进行相关的健康教育，扶送病人到治疗室门口，视病情使用轮椅或平车。

第五节　涉外护理服务规范

原则：诚恳，谦恭，和善，尊重习俗，举止有度，不卑不亢，彬彬有礼。

1. 入院接待主动自然
当接到外籍患者住院的通知时，责任护士应在病区门口迎候，对来者送上亲切的问候，主动自然地进行自我介绍，在接受对方名片时双手接回，同时轻声读出姓名，并郑重收好。

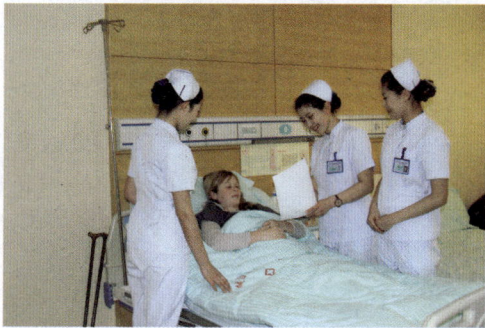

2. 护理操作注意生理特征的差异　护士应按照不同种族的生理特征差异掌握操作特点，如给黑种人做皮试不易看清，操作时要在皮试区的皮肤上做明显的标记，以便观察；白种人血液黏稠度高，输液时尽量不用下肢静脉，以防血栓形成。

3. 护患交往尊重隐私　护士在护理外籍患者时，应尊重其隐私，做到"五不问"，即不问收入多少，不问家庭住址及私宅电话，不问个人经历，不问信仰政见，不问所忙何事，充分尊重患者的个人隐私。

4. 护患沟通热情有度　护士对外籍患者应热情，但应把握好度，具体体现在以下三个不同侧面：

（1）关心有度：外国人所注重的关心有度之中的"度"，实际上就是其个人自由，一旦对对方的关心有碍于其个人自由，即被视于"过度"之举。

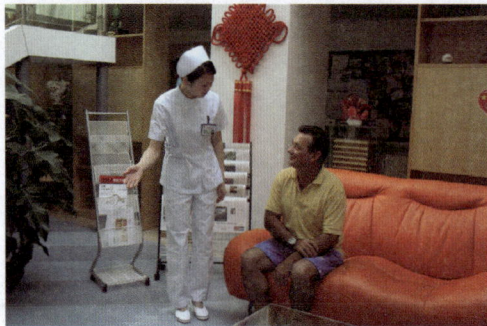

（2）批评有度：只要对方的所作所为不危及人身安全，不触犯法律，不悖于伦理道德，不辱于我方的国格，一般均可听其自便，在病房管理上为外籍患者提供个人空间。

（3）交往有度：外国人大都认为"君子之交淡如水"，不习惯与交往对象走动过勤、过多，护士在工作之外时间，不得与患者外出，也不得向外籍患者索要礼物或兑换外币，这便是交往有度之中的"度"。

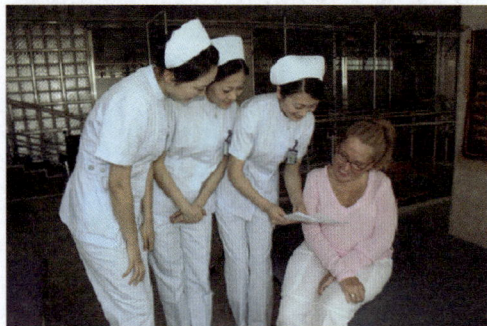

5. 了解涉外护理中异国的各类禁忌，如数字、颜色、花卉、动物、物品等，尊重不同宗教、不同国家的习惯。

（1）饮食习惯：如穆斯林的饮食禁忌种类较多，尤其禁食猪肉，而且要求严格；佛教对出家的僧民有严格的饮食规则，如终年吃素、不食荤腥、不饮酒；基督教有守斋和忌食的习惯，每周五和圣诞前一天（12月24日）是斋戒日，这天只能吃素菜和鱼类，忌一切酒和肉等。

（2）鲜花摆设：如俄罗斯人，鲜花要摆单数，表示友好和尊重；日本的一般民众不摆菊花，因为菊花是日本王室专用花卉；英国人，忌摆百合花，因为对他们来讲这意味着死亡。

6. 自重人格国格：为外籍患者提供护理服务时，护士应自尊自爱，有责任、有义务自觉维护自己的人格尊严，应举止大方，廉洁奉公，训练有素，表现出自己良好的业务素质与高尚的职业道德。

7. 外事无小事，严格遵守外事纪律，严守国家秘密，防止无所禁忌、内事外扬，不泄露任何内部情况。护士应明确工作权限，如实向上级反应情况，严格执行有关请示、报告制度。

第六节　院内举止文明规范

一、集会文明规范

1. 准时到达会场，按指定位置就座，不迟到、早退或无故缺席。

2. 按规定着装，坐姿端正。

3. 保持肃静，不交头接耳，不在会场随意走动。

4. 不带阅与会议无关的书报杂志等。

5. 不打瞌睡，不闭目养神；不鼓倒掌，不喝倒彩。

6. 不乱丢杂物，不吸烟。

7. 禁止有碍视听的不良举止或噪音；不得让个人通讯设备发出声响，更不得在会场旁若无人地大声接听电话。

二、离座的要求

1. 离座前要先有表示。

2. 离座要有先后顺序。

3. 起身离座要缓慢。

4. 站立稳定后再行走。

5. 行走时应从左边离开。

三、护士办公礼仪

1. 护士在医院内与熟人、同事、患者相遇时，应点头示意，主动打招呼问好。

2. 在护士办公室及病室内不宜吃东西，不可接受患者馈赠。

3. 举止端庄，行走大方，不勾肩搭背，不打闹，不边走边吃食品及吸烟。

4. 与医院内的医生及后勤人员工作接触时，应注意使用礼貌语言，多说"谢谢"、"请"、"劳驾"、"麻烦您"等尊重对方的语言。

5. 在遇有上级领导参观、检查人员到医院时，应立即放下手里的工作（打电话的要终止）起立，以微笑表示欢迎，并主动热情招呼对方。

6. 护士在工作时间内不能聚在一起聊天谈私事，也不能在护士办公室或病房内吃东西。与患者交谈时不应坐靠病床，在办公室与医生或患者讲话保持平等水平并注意保持适当的距离（一般为1～1.2米）。

7. 拜访或者到其他办公室一定记得先要敲门。做到热情有度，务必使自己所作所为以不影响对方、不给对方添麻烦、不令对方感觉不快、不干扰对方为基本界限。

8. 天天见面的同事虽然不必太客气，但最起码的礼貌仍然不可或缺。如用"对不起"、"请原谅"、"麻烦您"、"我先走一步"、"下回见"等常用敬语。

四、护士道歉礼仪

以下是应该道歉的情况：无意碰撞了别人，因有事必须打断别人的谈话，当别人在休息时突然打搅，自己失礼、失陪、失约或失手的时候，未能办好别人托付的事情，以及操作进行不顺利或有失误时，因工作疏忽、失误或自己言行有损于形象，必须要使用规范的道歉用语"对不起"、"请原谅"、"很抱歉"、"打搅了"、"给您添麻烦了"等礼貌用语，以求得到对方谅解。

切忌冰冷、生硬，直言"不知道"、"不归我管"、"问别人去"、"爱找谁找谁"等，则很有可能令对方不快、不满，甚至酿成口角！！

五、上下楼梯及乘坐电梯礼仪

1. 上楼梯：客人（病人）或女士在前，工作人员在后。

2. 下楼梯：客人（病人）或女士在后，工作人员在前；下扶手电梯时不能背对客人，应以60°角面斜对着客人以便随时关注。

3. 靠边走：上下楼梯都应靠右边站或走，留一边通道给更急的客人用。

4. 护士用轮椅转运病人乘坐电梯时，应以倒退的方式，护士先进入电梯，然后再进轮椅车。

5. 乘坐电梯时要注意出入顺序，避免拥挤。如果人很多，你可以等下一趟电梯。伴随客人或长辈乘坐电梯时，应当先进后出，以便于控制电梯。

6. 走进电梯后，应该给别人让地方。先上的人站在电梯门的两侧，其他人站两侧及后壁，最后上的人站在中间。应该让残疾人站在离电梯门最近的地方，当他们上下电梯时，应为他们扶住门。当带着客人进办公楼时，应扶着电梯门让客人先下。

六、电话礼仪

1. 电话铃响三声以内应接电话，向对方问好并首先介绍自己的科室或单位，然后再询问对方找谁或有何事需要帮忙。

2. 与对方讲话的态度要亲切和蔼，声调应和缓、悦耳，注意使用礼貌用语。

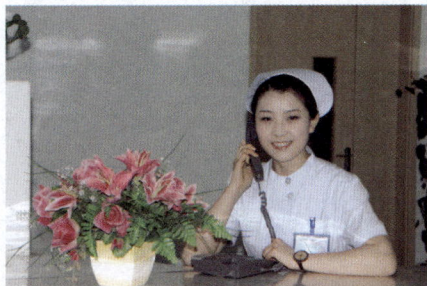

3. 转接电话时应确认对方的身份，如"对不起，请问您是哪位？"然后找人接电话时应捂住话筒，使对方听不到这边的其他声音；若欲找之人不在时，应说"很抱歉，××不在，请问需要转告吗？"或"请问，您需要留言吗？"

4. 应注意掌握电话交谈的时间，不应边吃东西边接电话，或自言自语使对方感到茫然或困惑，更不能出言不逊。

5. 接到拨错号码的电话，不能一声"错了"然后重重地挂上电话，要语气温和地告诉对方："您打错了，这是××科。"

6. 打电话，要找的人不在时，应对接电话的人说"对不起，打扰了，再见"的话直接结束通话，或请求留言"如果可以的话，麻烦您转告他"。

7. 打错电话要致歉，等对方说"再见"后再挂电话。

8. 接完电话，放电话时动作要轻。

9. 上班时间除主班护士外其他人员不允许携带手机等通讯设备，主班护士应将手机设置在振动状态，并且不能在护士站接听手机。

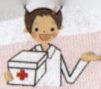

七、乘坐班车礼仪

1. 应做到文明乘车，尊老爱幼，主动给老年人或孕妇等行动不便者让座。

2. 上车后不要抢占座位，更不要把物品放到座位上替别人占座。

3. 保持车内的环境卫生，不将垃圾、废弃物留在车上，不能向窗外扔东西。

4. 注意依次上下车，下车时前排客人先下。

八、就餐礼仪

1. 按时就餐，禁止穿工作服进入餐厅就餐。

2. 在餐厅内应自觉排队，不得大声喧哗，影响他人进餐。

3. 避免不文雅的举止：如抓痒、挠头皮、打喷嚏、伸懒腰等。

4. 用餐完毕，应自觉收拾所用餐具，不得乱扔垃圾。

九、护士遇上级领导、遇检查人员的礼仪

1. 遇领导检查工作或外来参观者时，护士应起立相迎，热情接待。

2. 根据领导要求，陪同领导检查指导工作，对领导做出的指示，认真记录并及时上报科室领导。

3. 对别人的建议和指出的问题应虚心接受，不可置之不理，或用拒绝的眼神或行为，流露出厌烦和不屑一顾的表情，更不应强词夺理，做出非礼的表现。

4. 如果有事需请示领导应注意自己的着装打扮，宜庄重素雅，符合礼仪规范，注意使用礼貌谦逊的语言，以恰当的交往方式表明自己的意思或意图。

十、行为举止的各种禁忌

1. 勿当众吃口香糖。

2. 勿当众挖鼻孔、掏耳朵或隔衣抓痒。

3. 勿在公共场合抖腿。

4. 勿随手丢垃圾或随地吐痰。

诚实是人生的命脉，是一切价值的根基。——德莱赛（英国作家）

5. 勿当众打哈欠、打喷嚏，必要时侧身掩面再为之。

6. 勿在公共场合吃零食。

7. 勿在别人面前脱鞋。

8. 有传染病时勿到公共场所。

9. 勿粗枝大叶，丢三落四（准备不充分）。

10. 勿坐在病人床上，打听私事，评论他人服饰。

第四章　护士语言规范

第一节　临床常用护理服务用语

一、常用文明用语

1. 做到见面问声"您好"，"请"字当头，"谢"字不离口。

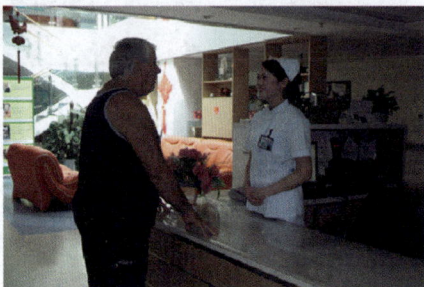

2. 请！请进！请坐！请走好！请休息！请稍候！

3. 对不起！没关系！别客气！

4. 谢谢！不用谢！

5. 请问您哪儿不舒服？

6. 请不要着急，慢慢讲！

7. 祝您早日康复！

8. 您有什么不清楚，我可以为您解释。

9. 请配合一下。

10. 您有什么需要我帮助吗？

11. 请依次排队等候。

12. 请稍候片刻，我马上为您检查（治疗、办理）。

13. 别着急，我马上就来。

14. 您提的意见很好，我们一定会认真改进的。

15. 感谢您对我们工作的理解和支持。

16. 欢迎您检查指导工作。

17. 请多提宝贵意见。

18. 您请坐，医生马上就来，请您稍等。

19. 对不起，让您久等了。

20. 对不起，打扰一下。

21. 对不起，请您再说一遍，好吗？

22. 请您配合我们的工作，谢谢合作。

23. 请放心！我们医护人员会尽心尽力的！

24. 别紧张，一会儿就好。

25. 别急，有话请您慢慢说。

26. 有不清楚的地方，我们可以为您解答。

27. 您的心情我理解，我们一定尽力。

28. 请多提宝贵意见！

29. 请您遵守医院规章制度。

30. 对不起，您提的问题我请主管医生（或××）来向您解答，好吗？

二、护士服务忌语

1. 不知道，去问医生！

2. 嗨，×床！

3. 把裤子脱下（把衣服撩起来）！打针，检查。

4. 动作快点，这么慢，像你这样，我们忙也忙死了。

5. 没到××时间，先出去！

6. 在这签字，快点！

7. 你问我，我问谁去。

8. 这么大人了，怎么什么都不懂啊？

9. 真是的！真难伺候！就你事多！

10. 没钱就别来看病！

11. 你这样的见多了，有什么了不起的！

12. 你这人怎么事情这么多，讨厌！

13. 这是法律规定的，你懂不懂啊？

14. 上面都写着呢，自己看去！

15. 这事别来找我，我不管（不知道）！

16. 谁和你说的（谁答应你的），找谁去！

17. 我下班了找别人去！（没上班呢，等会再说）

18. 我就这态度，有意见找我们领导去！

19. 你这事（手术、病）不太好办啊！

20. 你的病也就这样了，回家想吃点什么就吃点什么吧！

21. 躺（坐）那儿，别磨磨蹭蹭的。

22. 你血管不好，没法儿打！

23. 你喊什么，着什么急呀，我忙得过来吗？

24. 液体都输完了，你怎么也不说呀。

25. 想喝水，自己倒。

26. 刚扫完床，怎么又脏了！

27. 跟你说呢，你怎么回事？

28. 我不太清楚，你问其他人吧。

29. 叫你在门口等，没听见啊？

30. 这个人素质太差！

31. 医生不在，有什么事过会儿再说。

32. 烦人，一件事说来说去。

33. 愿治的就治，不愿治的就走。

34. 当了什么了不起的官，要求这苛刻，活得还挺仔细。

35. 我管不着，你找医生去。

36. 吵什么，生孩子哪有好受的。

37. 没床，明天再来。

38. 想快呀，喝下去更快（输液时）。

39. 你自己看，想怎样吃就怎样吃，按说明吃就行了（吃药）。

40. 我有什么办法，又不是我要它坏的（停电的）。

41. 乡下人，真不讲卫生。

42. 少啰嗦，我没有时间。

43. 这是医院规定的，有意见找院长提去。

44. 快下班了，明天再说。还没上班，等会儿再说。

45. 清单上写得清清楚楚，你不会自己看，我现在忙着呢。（查询费用）

46. 不跟他（她）说，这人有毛病。这样的见多了，有什么了不起。

47. 快点！动作这么慢，还有很多人都等着呢！（病人做治疗时）。

48. 你们快点出去，查房了。

49. 你们都走吧！现在不是探视时间。

50. 你怎么还不去交费？快下班了，耽误我们取药了。

三、常用文明用语规范举例

（一）通用部分

1. 所有人员均应做到"首问责任制"，即无论谁向你询问，必须把他（她）正确引到某科或找到某人，直到对方满意，如果自己确实无法离开，应委托他人办好。

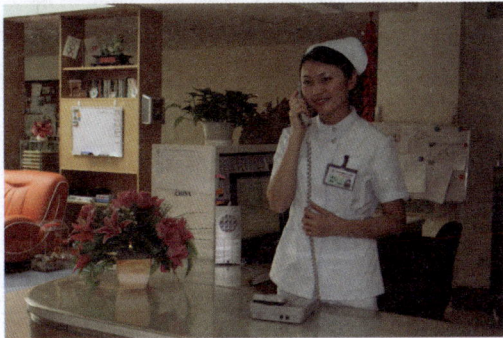

2. 接电话时："您好，这里是××医院××科，请问您找谁?"如找其他人说"请稍等"，然后请人来接电话（注意呼叫声音不能太大，以不让接电话一方听到为宜），或说"对不起，××不能来接电话，能帮您转告吗?"

3. 当病人对自己的病情有疑问时，应说："您的病正在进一步检查中，检查结果出来我会及时告诉您的。请您安心养病，不要想得太多。""您的病涉及几个科室，我们正在组织有关专家会诊，以便选择最佳治疗方案，请您放心，相信我们医院的技术水平。"

4. 当病人有意见来反映情况时，应认真接待，说："同志，您不要生气，请您坐下来慢慢说。"如果病人反映情况是正确的，应说："您反映的情况是对的，我一定向领导或有关部门反映，及时处理。"如不是本部门范围的工作应耐心解释说："同志，您反映的意见由××科负责解决，请您到×楼×科找××同志，他会给您解决的。"

5. 当本院职工或外来人员到科室办事或询问时，应停下来或起身询问："您好！（您请坐），请问您有什么事吗?""请问您找谁?"

6. 平时见到病人、领导或长辈应主动问好，不应争抢电梯或楼道，如遇急事需先行者，应表示歉意："很抱歉，我先走一步!"

7. 当接待来科会诊的医生时，应主动热情询问专家姓名及所在医院（或科室），应说："您是来会诊的医生吗？请稍等。"边安排专家边询问会诊患者的姓名，并通知申请会诊的管床医生和相关医生，携带会诊病历和检查资料，引领会诊专家与管床医生会面。

8. 领导检查工作时，应停下手中的活，起身热情招呼："欢迎您检查指导工作。"领导离开时应说："谢谢指导，请慢走！"

9. 当病人随地吐痰，乱扔果皮时，应诚恳地对病人说："同志，为了保持环境卫生，创造一个整洁优美的环境，有利于病人休养，希望您今后多加注意。"

10. 当病区有人抽烟时："同志，医院里禁止抽烟，因为吸烟不仅影响您的身体健康和药物治疗，而且也会影响其他病人，请不要再吸烟。"如果病人及时灭掉烟蒂，应及时地说："谢谢您的合作！"

11. 当病人提意见时，应说："你提的意见我们诚恳接受，我们将把您的意见转告有关同志和部门，谢谢您的帮助。我们将努力改进我们的工作。"

12. 当病人提出表扬时，应说："您不必客气，这是我们应尽的义务。"

13. 当病人送礼物时，应说："同志，您的心意我们收下了，但礼物请您带回去，我们的职责就是全心全意为人民服务，我们的工作还有许多不足之处，请您多提宝贵意见。"

（二）特殊情况时护理服务用语

1. 对有特殊习惯病人和少数民族病人或外国人

（1）"您在住院期间生活上有什么难处，饮食上有什么要求，请告诉我们，我们尽力帮您解决。"

（2）"对不起，这是我们工作的失误，忘了您是回民，我马上给您更换，请您稍等一会儿。"

2. 对没有按时服药的病人

"同志，您应该按时服药，否则影响疗效，我给您倒杯水，水温正合适，请您吃药吧。"

3. 对外出未按时归来的病人

"同志，您住院期间应当注意休息，这是疾病康复的需要，有什么事情我们可以帮您办理或转告您的家属办理。休息不好，对您的治疗和健康不利，希望您注意遵守医院规定。"

4. 对不注意公共卫生的病人

（1）"同志，请协助我们保持病房的清洁卫生。"

（2）"请您把果皮、纸屑扔在纸篓里。"

（3）"请您不要随地吐痰，整洁的环境对我们大家都有好处，也是靠大家共同维护的。"

（4）"请您把您的物品放整齐，不需要的东西请暂时寄存起来或者拿回家去。物品杂乱不仅影响病房卫生，而且容易拿错、丢失，请您注意放好。"

5. 接待探视者时日常用语

（1）正常探视："同志，您看望哪位患者，他（她）在×房间。"

（2）不按规定的时间来探视："同志，您找谁，现患者正在治疗（或休息），请您在探视时间来看望，您送的东西我帮您转交，请遵守医院管理规定，谢谢合作！"或"病人很容易感染，暂时还不能探视，请您理解。我可以转告您的心意。"

（3）探视时间已过："同志，探视时间已过，为了让患者好好休息，请您放心回去，我们会好好照顾他的，谢谢合作。"或"病人目前还比较虚弱，请您停留时间短一点，谢谢合作。"或"探视时间过长，病人会很疲劳，影响病人休息，请您下次再来，谢谢合作！"

（4）探视者过多："同志，医院规定一次允许一到两人探视，太多人同时探视会影响患者休息，请您遵守，谢谢合作。"或"对不起，探视的人太多会影响病人休息，请您下次再来。"

6. 管理患者及家属时

（1）"对不起，请您接电话的声音小些！声音太大会影响工作和患者休息。"

（2）"对不起，请您到房间内交谈，好吗？声音太大会影响工作和患者休息。"

（3）"同志，保持病室内的卫生和清洁是患者治好疾病的一个有利条件，希望您能协助我们为大家创造一个好的休息环境。"

（4）"同志，您住院期间应自觉遵守医院院规，注意休息，需要办的事情可与我们联系，我们帮您办理或转告家属办理，休息不好对您的

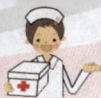

治疗和健康都不利，请您配合好吗?"

7. 陪护管理

（1）告知患者家属需要陪护："××患者家属，您好！我是患者的责任护士××，老人家已经70多岁了，属于高龄，你们可以留一个人陪护照顾他的生活。""为了患者安全，您需要为他准备一双防滑拖鞋，晚上睡觉前，我们会在床两边架上床栏，如要下床，千万不能翻越床栏。""晚上您可以用陪护躺椅靠床边休息，这样老人家可以随时看到你，心理上也是一种很好的安慰！""如果您有事需要暂时离开，请您提前告诉我们，谢谢配合。"

（2）患者需要陪护，而家属因为一些特殊原因不能陪护："您好，您的情况我们已经了解了，但是还是提倡最好由家属陪护。另外，务必请您留下联系地址及电话，以方便我们随时与您联系。"

（3）患者不需要陪护，而家属要求留下陪护时："您好，我是××的责任护士××，很抱歉，经过我们的评估，他现在一般情况良好，生活能够自理，是不需要陪护的。""现在我把床边的呼唤器放在他伸手能触及之处，如果他有什么需要，按一下呼唤器，我们护士随时会来到他身边的。为了更好地配合医生和护士们的工作，营造一个更好的就医环境，请您在允许探视的时间内来看望他，好吗? 谢谢配合。"

8. 发现不符合医院规范时的日常用语

（1）"为了您的健康，请您和您的家属不要互串病房，谢谢您的合作。"

（2）"为了您孩子的健康，请您以后不要将孩子带到医院来，好吗? 谢谢您的合作。"

（3）"为了不打扰其他病人休息，请您小声交谈，好吗? 谢谢！"

（4）"为了您和他人的健康，请不要在病房内吸烟，谢谢您的合作。"

（5）"治疗室、换药室是为病人做治疗的地方，您有事请到护士站来找我，谢谢您的合作。"

9. 病情危重，家属情绪急躁时

（1）"同志，请您（你们）不要过分焦急，他的病情的确很重，但我们一定全力抢救。我们和您（你们）的心情一样，希望患者能脱离危险，请放心，我们一定尽力。"

（2）"请保持安静，以利抢救治疗工作进行。"

10. 患者死亡之后，家属悲痛难以自持时

"同志，请别太难过了，家属和医生已经尽了努力，尽到了责任，但现代医学还不能挽救每位患者的生命。死者不能复生，我们的心情与您（你们）一样难受，请节哀，保重身体，还有很多事情有待处理，请多保重！"

四、病房护士护理服务用语

1. 接待患者入院

（1）主班护士：起立面对患者、家属："小姐（先生、同志等），您好！请坐，我是主班护士×××，请把入院手续给我，我马上为您安排床位。"接收住院证等，同时说："您好！这是××病房，您的床位是××床。"

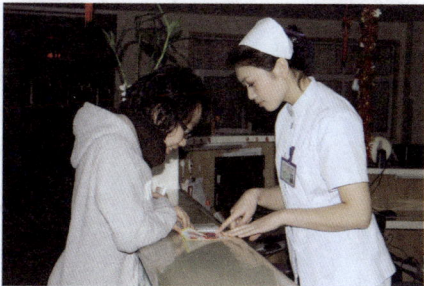

"请您先测体重。"同时用手势引导患者到体重秤前（如为老人、体弱者，需协助搀扶），并记录结果。

（2）责任护士："现在我送您到病房，请跟我来。这是您的病床，请坐。"同时测血压，量体温："请您把胳膊伸过来，我为您测血压。""请您量一下体温，更换衣服。"

进行入院介绍或卫生宣教时："×××同志，您好！您的主管医生是×××，我是您的责任护士×××，我们护士长是×××。现在我向您介绍一下有关情况：这是您用的床头柜和椅子……（环境、作息时间、主管医生姓名、探视陪护制度、卫生清洁、用餐等管理制度）。这是入院介绍本，请您进一步了解，并协助我们搞好病区管理，如果您有贵重物品，请小心存放。请不要随便走动，如有事，请按呼唤器（告诉其正确使用方法），我随时会来。请您放心，我们会尽力照顾好您的。如果有服务不周的地方，请您随时提出来，我将及时弥补，希望我的服务能让您满意！"

离开病室时，应说："您先休息，请不要离开，您的管床医生马上会来为您诊治。"

（3）科室护士长："您好，我是××科护士长，负责全科的护理工作，您有什么要求，请尽管告诉我们，我们一定会尽量满足；同时您的宝贵意见，我们一定会认真听取、积极改进的，希望我们的服务能让您满意。"

2. 护理人员日常护理时

治疗、护理

（1）"您好，现在为您做××治疗，请配合一下好吗？"

（2）"您好，请问您叫什么名字？现在要给您输液，大约需要×小时，是否去一下卫生间？"

（3）"手术前还要为您做皮试、备皮等，现在做可以吗？"

（4）"对不起，给您增加痛苦了，再配合一次好吗？"连续失误两次（穿刺）以上，应说："实在不好意思，我还是打不好，请另外一位护士或护士长给您注射好吗？"

（5）"这是您的药，请服下好吗？要注意多喝水。"

（6）"您好，现在要给您的孩子打××预防针（洗个澡），请您放心！"

（7）"小朋友，你叫什么名字？阿姨给你打个针，勇敢点好吗？真听话，真棒！"

（8）"您好，您的孩子叫×××吗？现在给他输液（打××针），请协助一下好吗？"

（9）"您好，明天上（下）午××时给您做手术（××检查），请您明天早晨（中午）不要吃东西，不要喝水。"

（10）"您的液体马上就要输完了（刀口敷料湿了），请不要着急，我马上给您处理（找医生来处理）。"

巡视病房

护理人员应做到主动巡视病房，多给予病人关怀和照顾，不允许在病区环境（工作时间）聊天、喧哗、嬉闹。

（1）"您别着急，手术后需要一个恢复过程。您手术第一天，刀口

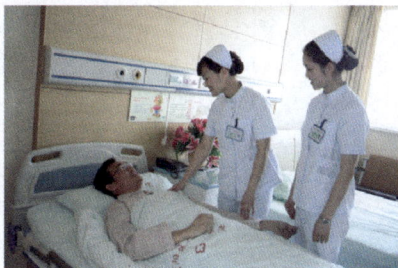

有疼痛是常见的，白天可忍受，最好不用止痛药，晚上再痛时会给您处理的，请您不要着急。"

（2）"××同志，现在是晚上××点请您把电视机音量调小一点好吗？以免影响其他病人休息。"

（3）"您早点休息，我帮您把灯关了，如有什么不舒服或睡不着您可以叫我。"

（4）输上液体后："如有不适请及时告诉我们，输液的手尽量不要活动，以防液体渗漏于皮下。"

（5）"您好，我是护士×××，今天晚上我值班，现在来看看您。感觉怎么样？晚上如有什么事，请按呼唤器。好！您休息吧！一会儿再来看您！"

（6）观察病人病情时应说："您现在还有什么不舒服？服药（或手术）后怎么样？您有什么需要我转告或办理的，尽管吩咐，不必客气。"对发现或病人提出的问题自己无力解决时，应主动说："我去叫护士长（或你的管床医生）。"

（7）病人传呼器响后，应及时来到床边并亲切询问："请问您有什么需要帮助的吗？"如果发现病情变化，应说："请您稍等一下，别着急，我就去请医生来。"

（8）进出病房时应养成先敲门的习惯，进入病房先问候病人："请问，今天感觉怎么样？""今天好点了吗？""××（根据年龄、性别恰当地称呼），我现在为您测一下体温。请您伸出手，我为您数一下脉搏。"退出病房时，应说："您还有什么需要吗？""您请休息！""您有什么需要请随时找我。"出门后轻轻关上门。

（9）病区护士对病人应做到上班一声问候，下班一声祝福。

例：晨间床头交接班时

◆护士长带领全体护士，到新入院患者床前："××同志，我们现

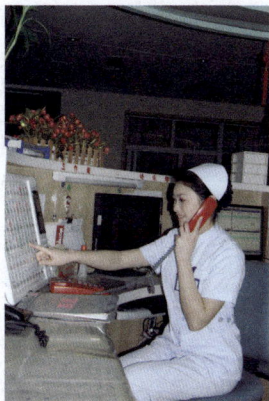

在交接班，护士都来看望您，希望您安心养病，配合治疗，有什么事情我们会帮助您解决。"对一级护理重症患者："您好，今天觉得怎样，夜里睡得好吗？早晨吃东西了吗？"

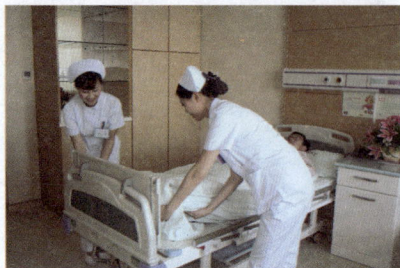

◆接班护士："您好，我是×××护士，今天我值班，如果有什么事情，可立即找我或与护士站联系。"

（10）为病人做晨间护理时说："早上好！请问您昨晚休息的怎么样，我们现在为您整理床铺，如能下床的话，请先下床坐一会儿，等我为你整理平整后再到床上休息，谢谢！"面对重症患者："×××同志，我来给您扫床，给您翻身。"翻身后："您看这样行吗？"

（11）进行基础护理时：在做护理时，可询问患者的睡眠饮食情况，或对患者进行一些必要的嘱咐，如："请问您需要我协助洗漱吗？""今天天气不好，要加件衣服，不要着凉了。"或告知患者很快出院等好消息。

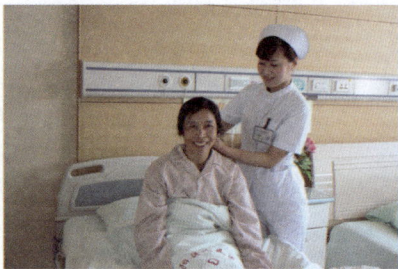

晚间护理："×××同志（一级护理病员），您好点吗？我来帮您洗脸、洗脚（洗头、擦身等）。"

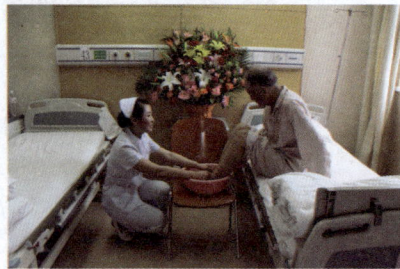

（12）夜里熄灯前："请您回房间洗漱准备睡觉吧！"

为患者拉窗帘："请您睡觉吧！我要关灯了。"

面对卧床患者："您还有什么事要帮忙吗？……好，您睡觉吧，晚安！"

（13）早上起床前：轻开门，随手轻关门。

　勿以恶小而为之，勿以善小而不为

"起床时间到了，你们该起床了。"（同时拉开窗帘）

面对卧床患者："我来帮您洗漱。"

（14）冬天为病人打开病室窗户通风，并告知病人："为了保持病室空气新鲜，需要定时开窗通风，希望您能配合！"

（15）当发现病人未经允许外出时，应诚恳地说："同志，住院期间应自觉遵守医院院规，有什么事要办，您可以与我们联系。休息不好，对您的身体恢复不利，希望您以后注意。"

（16）"您好，为了改进我们的服务，请您多提宝贵意见和建议！"或："您提的意见很好，我们一定会认真改进的。感谢您对我们工作的理解与支持。"

（17）"对不起，请您将××放进卫生箱里，谢谢合作！"

3. 患者出院

（1）"明天您就可以出院了，请您或者您的亲属明天××点带预交款收费单到一楼住院处办理一下出院手续，办完后请把出院通知单送回护士站，然后领取出院病历和带药。"

（2）当病人出院时，交代注意事项应说："您好，经过这段时间的住院治疗，您的病已基本痊愈，这是医生给您开的药，请您饭前（后）服用，注意多喝水，一定要记得按时用药。出院后活动要适量，饮食要注意……并定期到医院复查。住院期间我们的工作还有不周到的地方，请您谅解。"或："目前，您的病情已基本稳定，回去后按时服药，如病情变化，请随时来院诊治。"并询问："您还有什么需要帮助的吗？""需要我为您送一下行李吗？"病人出院时，道声："请慢走！"（忌说：欢迎您再来）或"您走好，祝您早日康复"。

例：出院前日

护士："赵先生，明天您就可以出院了，祝贺您。"

病人："是吗？真是太好了。"

护士："医生已经给您写好了出院小结，明天直接办出院手续就可以了。"

病人："好的"。

护士："赵先生，出院后，您还要继续休息几个星期才能上班。"

病人："好的。我还应该注意些什么呢？"

护士："首先生活要有规律，保证充足睡眠。第二，戒烟戒酒，平衡膳食，加强营养。第三，洗澡时不要刺激手术切口。最后，请您一个月后来复查一下身体。您记住了吗？"

病人："好的，我记住了。"

例：出院当日

护士："赵先生，您住院期间有什么意见请告诉我，以便改进我们的护理工作，如果有服务不周之处请多包涵。"

病人："对你们的护理服务非常满意，你们都对病人很好，非常感谢。"

护士："不客气，这是我们的服务卡，上面有我们的联系方式，如有对疾病方面的疑惑，您可以打电话咨询。请您带齐自己的物品，我送您到电梯。"

病人："不用远送。"

护士："那请您走好，回家多保重。"

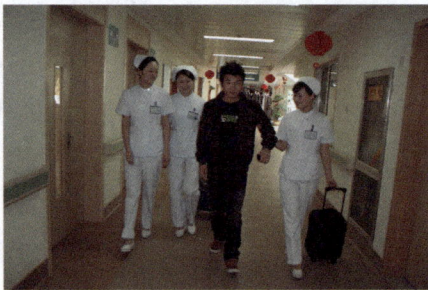

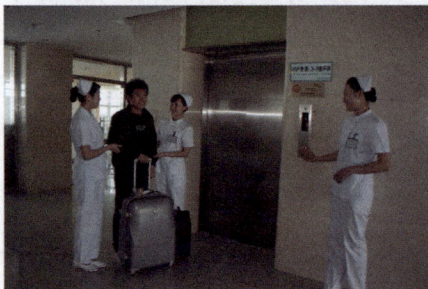

送人玫瑰，手有余香，人不能决定生命的长度，但可以扩展生命的宽度

4. 围手术期病人护理用语

(手术前×天，护士到病房帮助病人做术前准备工作)

（1）护士通知病人准备手术："×××您好，再过×天您就要手术了，为了手术后能更快地恢复，在手术前需要您做一些准备工作。"

（2）护士交代注意事项："手术前您要把身体调整到近良好的状态，注意加强营养，保证睡眠。精神要尽可能放松，您感觉紧张吗？手术您不要担心，医生会尽力做好。您如果心情愉快，积极配合，会恢复得更好。"

（3）护士指导病人练习深呼吸和有效咳嗽："为了预防手术后肺部并发症，您需要练习深呼吸和有效咳嗽。请您先看我做一遍（护士示范），请您跟我做一遍……请您自己再来一遍……您掌握得很好。"

（4）护士指导病人练习床上大小便："手术后您要在床上排大小便，您现在需要练习在床上排大小便，您这几天最好拿尿壶、便盆练练，具体是这样……我讲明白了吗？"

（5）"您还有什么问题可以随时找我们，您好好休息吧，我会经常来看您的。"

(手术前一天，护士来到病房看病人)

（1）"您好，这两天您休息得好吗？深呼吸、咳嗽练得不错。"

（2）"您明天将要手术，现在我给您做一下术前准备，需要您做的事情，我们会给您安排好的。"

（3）"今天晚饭您要吃一些米粥或面条等易消化的半流食，请不要吃油腻的食物。今晚8点左右要给您灌肠，灌肠后请您排尽大便，晚餐后请您不要再吃东西了，十二点以后请不要再喝水。为了提醒您，在您床上挂一个禁饮食的提示牌，明早请您一定不要吃饭喝水。"

（4）"今天下午您要洗个澡，注意不要着凉感冒，然后换上干净的衣裤。晚上医生给您开了镇静药，服用后请您好好休息，不要紧张。"

（5）"明晨手术前请您取下假牙、首饰、手表及贵重物品，请家属妥善保管。值班护士会给您测体温、血压和心率，并注射术前针，术前针有镇静、安神作用，注射后请您不要再起床，防止头晕。"

（6）"心理要放松，手术时给您麻醉，不会感觉疼痛，请您不要紧

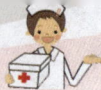

张，医生也都会尽全力做好手术的。如果感到紧张您可以做做深呼吸，像这样（示范动作）……做几次您会感觉好点的。"

（7）"您还有什么需要了解的尽管找我们，我会尽力帮助您的。祝您手术顺利成功。"

〔术后护理〕

（1）"×××，您已经回到病房了，您的手术很成功，请您放心。"

（2）"您现在还不能吃任何东西，什么时候可以吃了，我们会通知您的。"

（3）"您身上带有各种引流管，可能有些不舒服，等拔除这些管道就会好点。请您动作轻一点，以免管道脱出、扭曲，影响通畅。"

（4）"现在我把床头稍微给您抬高一些，可以减轻伤口的牵拉痛，也能让引流更好一些。您感到舒服些了吗？"

（5）"您好，现在我给您做一下术后指导。"

①"您现在口渴，但不能一次喝太多的水，要限制入液量。（您进食的食物我们要给您记量，请您吃什么、吃多少都要告诉我们）。"

②"为帮助您排痰和防止肺部感染，现在给您做雾化吸入治疗。它可以稀释痰液，利于痰液排出，时间需要 15～20 分钟。雾化吸入后，我再给您叩叩背，这样可以振动痰液，有利于痰液咳出。"

③鼓励指导病人咳嗽、深呼吸。（方法同术前）

④护士指导病人下床活动："在保护好伤口的基础上，请您尽早下床活动，这样可以避免肺部并发症、下肢静脉血栓等并发症。同时，还可增强胃肠功能，增进食欲，这对您早日康复会有很大帮助的。"

⑤护士指导病人进食："手术后请您进食易消化的软食，水果要洗净削皮后方可食用，不要食用不洁食物，以防胃肠道感染或消化不良。术后容易发生便秘，请您吃一些香蕉或蜂蜜等有助于通便的食物。"

5. 对住院患者健康教育用语

护士："王先生，您好，午睡好吗？看起来您气色不错。"

患者："好多了，张医生说我饮食方面要多加注意，你能告诉我应注意些什么吗？"

护士："我就想和您聊聊有关您生活习惯的问题。您这次入院检查血压、血糖、血脂都高于正常标准，首先应降低这三项指标，除按医嘱用药外，生活中第一要注意减少吸烟，然后逐渐戒掉，少喝酒；饮食方面要注意少食脂肪、胆固醇含量高的食物，如肥肉、动物内脏、蛋黄、贝类海产品等，少吃咸菜、甜食，多吃素食，多吃青菜；另外注意调整好情绪，劳逸结合，适当运动。为了方便您记忆，可总结为：戒烟限酒、合理膳食、心理平衡、适当运动。为了您的健康，一定要记住哦。"

患者："谢谢护士，耐心告诉我这么多，今后我一定按照你指导的做。"

护士："聊了这么多，您也累了，好好休息吧，明天咱们再谈。"

第二节　临床常用护理操作规范用语

1. 体温、脉搏、呼吸、血压的测量　例如患者王某，男，35 岁，教师，因贫血原因待查入院，护士要为她测量体温、脉搏、呼吸、血压。

操作前解释：

护士："王老师，下午好，我来为您测量一下体温、脉搏、呼吸、血压。您在半小时内喝过热水吗？进行过剧烈活动吗？"

病人："没有"。

护士："我先来给您量体温。"

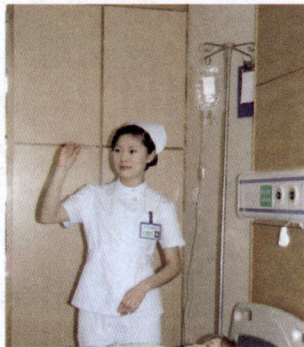

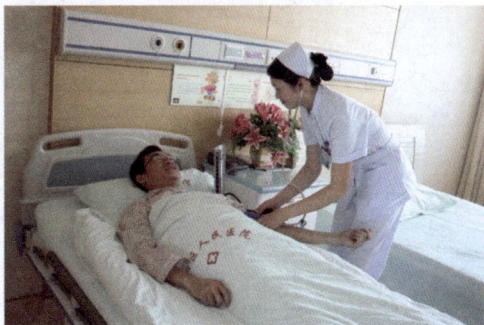

操作中指导：

护士："还是我来帮您吧，请您将衣服解开，我给您用纱布擦干腋下汗液。"

护士："请您将体温计夹紧，要求屈臂过胸 10 分钟看结果。"（边说边帮病人摆正姿势）

病人："护士，要 10 分钟啊，我没戴表。"

护士："我已经看表计时了，您放心。"

护士："请您安静片刻，我来给您数脉搏、测呼吸。"

护士："您的脉搏正常，每分钟 70 次。"

护士："现在给您测血压，请您脱下一侧袖子。"

护士："（护士测量血压）您的血压有些偏高，高压 160 毫米汞柱，低压 100 毫米汞柱。您家还有人患高血压病吗？"

病人："我父亲就是高血压，请问高血压是否遗传？"

护士："有这方面的因素。您这次住院彻底检查一下，如果确诊是高血压病就要遵照医嘱按时按量服用降压药，不要间断。以后要注意吃得清淡一些，定时测量血压，有头晕症状立即测血压，及时到医院就诊。"

病人："我明白了。"

护士："时间到了，请您把体温表给我。"

病人："好，给，我发烧吗？"

护士："有一点，37.5℃，再观察几次，天气热，多喝些水。"

操作后嘱咐：

护士："您稍稍休息一下，一会儿我带您去做其他检查项目。"

病人："谢谢！"

护士："不客气，这是我应该做的。"

2. 口腔护理　例如患者李某，女，70 岁，家庭妇女，因慢性胆囊炎急性发作、胆结石急诊入院。目前禁饮食，持续胃肠减压，生活不能自理，每日口腔护理两次。

操作前解释：

护士："大娘，您感觉好些了吗？肚子还疼吗？您的身体很虚弱，又插着胃管，需要做口腔护理。现在我来帮您漱漱口，刷刷牙，好吗？这样可以清除口腔中的病菌，预防口腔炎症。我动作会尽量轻柔，您会感到很舒服清新的，请您放心。"

操作中指导：

"大娘，我把您的假牙取下来刷洗一下，这几天您不能吃东西，假牙我给您泡在冷水杯里，开始吃东西时，我会为您戴上的。希望您也知道一下，假牙不能放在酒精、热水、酸性或碱性溶液中浸泡，以防变色、变形和老化。"

"请您张开嘴，请您再张大点嘴……好，您配合得很好……感觉累吗？如果不舒服就告诉我……快好了。"（护士边操作边指导病人配合，并鼓励病人，同时要注意观察病人的反应。）

操作后嘱咐：

"大娘，您是否觉得口腔清洁，舒服一些了呢？这样，您食欲可能会好些！您配合得很好，谢谢。下午我要再来为您做一次。您还有什么事吗？有事请您按呼唤器，我也会经常过来看您的，您休息吧。"

3. 皮肤过敏试验　例如患者王某，女 56 岁，退休工人，气管炎，青霉素 80 万单位肌肉注射，一天两次，门诊治疗。

操作前解释：

"大婶，您患了气管炎，需要每天注射两次青霉素。今天第一次，我要先给您做一下过敏试验，也就是皮试。如果皮试阳性，医生会更换其他药物的，如果阴性，您就可以注射青霉素了。您吃过早饭了吗？"

"您以前使用过青霉素吗？过敏吗？"

"您对哪些药物过敏呢？您的家人有对药物过敏的吗？"

"好，我现在为您做皮试，您不要紧张。"

操作中指导：

"请您把胳膊伸过来。（消毒皮肤后）有点疼，不要紧。（打起皮丘）好了，就这一下。"

操作后嘱咐：

"请您不要离开，也不要用手摸或揉做皮试的地方，20 分钟后看结果，您有什么不舒服请马上告诉我。"

"20 分钟到了，您有什么不舒服？没有，好，（看皮试）皮试阴性，可以使用青霉素注射。我这就为您准备，请您稍等。"

皮试结果阳性时："大婶，您对青霉素过敏，不能用这个药，但请您不要着急，我会通知医生另外为您选择用药的。"

4. 肌肉注射

操作前解释：

"大婶，给您打针吧？您咳嗽得这么厉害，您先稍微休息一下。需要漱漱口吗？您感觉好一些吗？我先扶您躺下，等您咳完我再给您打针。（等待病人咳嗽结束）给您打针吧？"

操作中指导：

"请您侧卧，把裤带解开，上面的腿伸直，下面的腿稍稍弯曲。好，就是这样。"

（常规消毒皮肤）"请您放松，不要紧张。（进针、注药，一边推药一边说，分散病人的注意力）青霉素对气管炎效果很好，您很快就会康复的。"

（感到病人局部有些紧张）"有些疼是吗？我再推慢些，请坚持一下，马上就打完了。"（拔针为病人按压注射点至不出血，并为其穿好衣裤）

操作后嘱咐：

"好了。我扶您起来。刚打完针，您暂时不要离开，休息一下再走，有不舒服的感觉请您马上告诉我，请您记住按时来打针。"

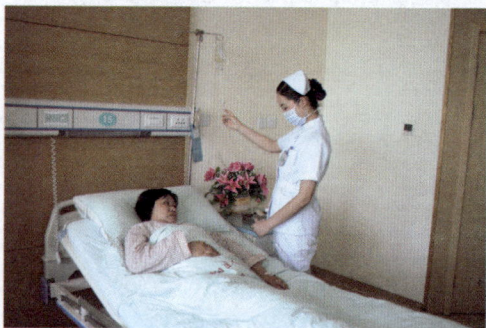

5. 静脉输液 例如患者郑某，女，36岁，司机，上消化道穿孔修补术后，给予输液治疗。

操作前解释：

"郑师傅，今天感觉怎么样？看起来您的精神好多了。伤口疼得厉害吗？现在我来为您输液。因为您暂时还不能吃饭喝水，所以要输的液体很多，总量是3000毫升，一共7瓶。您要不要先小便一下？"

操作中指导：

"请您把手伸出来。"（扎止血带，选择血管）

"您的血管很好，放心，我会为您一针扎上的，只是进皮时疼一下，请您握住拳头。"（穿刺、固定、调节输液速度）

操作后嘱咐：

"我现在用胶布固定好，输液的时间比较长，您活动时要小心，防止针头扎穿血管，需要重新再扎一针，给您增加疼痛。"

"液体滴速我已经调节好了，每分钟 60 滴，请您不要自己随意调节。"

病人：（看了看滴速）"60 滴？是不是太快了？"

护士："输液速度是根据病员的年龄、病情、药物性质而调节的，小儿、年老体弱、有心脏疾病的速度要慢一些，一些特殊的药物输液时速度要慢一些。您的体质很好，又没有心脏病，每分钟 60 滴是完全可以的，而且您输的液体很多，输的太慢会影响您夜间休息的。"

病人："谢谢您。"

护士："不客气，您还有什么问题吗？有事请按床头的呼唤器。您休息吧，我们会巡视您的，您安心休息好了。"

6. 发口服药　例如患者李某，女，32 岁，教师，因胃炎、高血压住院。

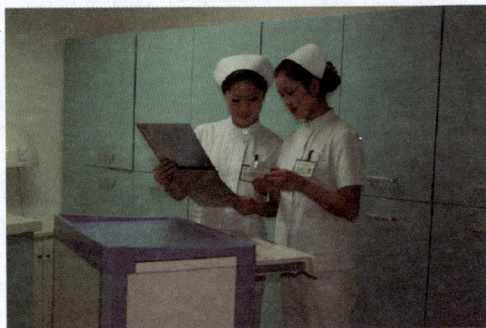

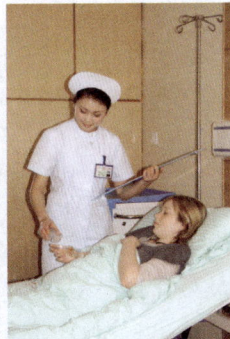

操作前解释：

"李老师，早上好！您昨晚睡得好吗？今天胃口感觉怎么样？您应该服药了，我给您倒杯水。这是胃肠动力药，您不是总感觉上腹部胀痛吗？胃动力药就是增加胃肠道的蠕动功能，减轻胃胀，所以要求是在饭前 30 分钟服用。"

操作中指导：

病人：（病人喝完药后问）"就这一种药吗？大夫告诉我还有一种药。"

护士：（核对服药牌）"是的，您还有一种治疗您高血压的药物，每

8 小时服 1 次，饭后 30 分钟服用，到时间我会为您送来的。"

操作后嘱咐：

"请您半小时后再进早餐。饭菜要吃得清淡、容易消化些，请您注意休息。"

7. 留置胃管　例如患者刘某，女，44 岁，机关干部，粘连性肠梗阻急诊入院。遵医嘱留置胃管持续胃肠减压。

操作前解释：

"刘女士，您好！您患的是急性粘连性肠梗阻，需要留置胃管进行胃肠减压，这是治疗肠梗阻的重要方法。所以您要配合我给您插一根胃管，以便吸出胃肠道内的气体和液体，这样可以减轻腹胀，降低肠腔内的压力，减少肠腔内的细菌和毒素。我保证动作轻柔、仔细，请您不要紧张，配合我一下。插胃管并不像您想象的那么难受，只要我们配合好，会很顺利的。开始会有点恶心，您大口喘气、深呼吸，做吞咽动作，过会儿就会好的。"

操作中指导：

"您不要动，我先用棉签检查并清洁您的鼻孔，然后为您测量一下需要插入的长度。"

"您头先稍后仰，我将胃管通过鼻腔慢慢插入，好的，（插入鼻腔内 15 厘米左右时）您现在做吞咽动作……好，不要着急，再咽一咽……马上就好，再坚持一下……好的……做一下深呼吸，（用注射器抽吸，见胃液流出）好了，您看胃液已经出来，这证明胃管已经在胃内。现在我给您固定好，先接上胃肠减压器进行抽吸胃液。您觉得还是很难受是不是？继续深呼吸，一会儿就会好的。"

"您感觉胃胀好一些了吗？已经吸出 500 毫升左右的胃液了，我帮您倒掉。"

操作后嘱咐：

"现在我把胃肠减压器连接好了，请不要折管，有事请您按呼唤器，我会很快赶到的。"

8. 冲洗胃管用语

①"×××，您的胃管引流不通畅，我为您冲洗一下，请您配合。"

②"我用注射器抽 10 毫升生理盐水从胃管推进去，如果您胃内有一些凉的感觉，说明管子通了，您感觉到了吗？"

③"我再回抽一下看看，是通了，谢谢您的配合。"

④"您如果再有不舒服，请及时告诉我。"

9. 灌肠

操作前解释：

"刘女士，看见您睡着了，真抱歉打搅您。为了清洁肠道，医生让我给您灌肠。这是 600 毫升肥皂水，要从肛门灌入肠道，清洁积存的粪便，刺激肠蠕动。只是稍微有些不舒服，您放心，我会尽量小心轻柔地为您操作，请您不要紧张。"

操作中指导：

（1）"请您把裤子脱到膝部，朝左侧躺好，两腿屈曲。对，就是这样。"（护士协助病人取正确体位，开始操作）

（2）"我刚刚测量过水温 38℃，适宜灌肠，您感觉水温怎么样？"

（3）"已经灌了一多半了，如果您感觉憋不住了，就告诉我……我知道，您深呼吸，这样可以放松腹肌，我已经把灌肠桶放低了，这样能减轻压力。您觉得好一些了吗？马上就灌完了，您再坚持一下……好了灌完了。"

操作后嘱咐：

"请您平躺下，尽量坚持 5～10 分钟，再去卫生间解大便。"

10. 导尿术

例如患者朱某，女，43 岁，机关干部，患子宫肌瘤，术前留置导尿。

操作前解释：

"朱女士，早晨好！您上午 8 点要做子宫肌瘤手术是吗？请您配合我做一些术前准备好吗？您需要留置导尿管，这样是为了排空膀胱，避免手术中误伤。我保证为您小心轻柔操作，您不要紧张。插尿管时可能有些难受，只要您腹部放松，不适感会减轻的。"

操作中指导：

"您先清洗一下外阴，这样可以减少分泌物，避免细菌感染。"

"您平躺，脱下左侧裤腿，两腿分开、外展，就是这样。很好……

您放松，不要用力，好吗？……您用的是气囊导尿管，现在我就向气囊内注入 15 毫升生理盐水，气囊膨胀不会把尿管脱出，不需要再用胶布固定了……好了，我帮您盖好被子吧。"

操作后嘱咐：

"您注意不要用力牵拉尿管，强行将尿管拽出会损伤尿道的，您翻身活动时要注意身上还有尿管，要小心。一会儿手术室的护士就来接您去手术室，您不要紧张，在手术后病情稳定尿管就会拔掉，拔尿管前我会为您定时开放尿管以使膀胱功能恢复，您不必担心。祝您手术顺利！"

11. 拔导尿管时护理用语

（1）"×××女士/先生，您的尿管不需要继续留置了，因为您按时夹闭尿管，膀胱有胀的感觉，我们现在就把尿管拔掉，好吗？"

（2）"请您把腿弯一弯，打开一点，我先把水囊内的水抽出来……请您用力排尿，看看能不能把尿管冲出来。"

（3）若尿管不能顺利冲出，打上水囊，继续留置："您现在排尿力量还不够，还需要留置一段时间。

（4）"谢谢配合，呼唤器给您放这儿，有事请按铃。"

12. 氧气吸入法 例如患者付某，男，62 岁，呼吸困难给予吸氧治疗。

操作前解释：

"大爷，您现在喘得很厉害，需要吸氧治疗。现在我给您吸上氧气，吸氧可以提高肺泡内氧分压，纠正缺氧状态，您会感到舒服些的。"

操作中指导：

"您感觉如何？面罩松紧合适吗？我为您调节一下，现在可以了吗？您感觉好一些吗？"（"大爷，我已经帮您把鼻导管戴上了，感觉有氧气进去吗？这样松紧合适吗？"）"请尽量用鼻子吸气，用嘴巴呼气，以保证有效吸氧。"

操作后嘱咐：

"大爷，我现在已经帮您把氧气吸上了，待会儿您就会感觉舒服一点的。""病房有氧气，请家属注意遵守医院规定，注意用氧安全，氧气要求防火、防震、防油、防热。请家属注意不要使用电炉、酒精炉，

思想决定心态，心态决定习惯，习惯决定行为，行为决定你的一生

不要随意扭动湿化瓶上的流量开关。也请您不要自行摘下鼻导管或者调节氧流量，以免影响治疗效果。如果感到鼻咽部干燥不适或者胸闷憋气，请按呼唤器及时告诉我们，我也会经常过来看您的，您安心休息吧。"

（给氧期间常规观察患者的病情、用氧后的效果，定时观察氧流量、湿化瓶内水量，检查用氧设备工作状态是否良好，供氧管道是否通畅，保证用氧安全）

"大爷，您的缺氧状况得到了改善，×××医生下达停用医嘱了，我帮您把面罩（鼻导管）拿掉，好吗？"然后关掉流量开关，取下氧气表。

记录停氧的时间后："谢谢您的配合。"

13. 静脉输血　例如患者齐某，女，62岁，退休干部，胃癌，给予输血400毫升纠正贫血，为手术做准备。

操作前解释：

"齐阿姨，昨晚休息的好吗？您的气色看起来比前几天好一些。今天要给您输血，输血是为了纠正您的贫血，增加血红蛋白，同时补充抗体增加机体抵抗力，为您的手术做准备。昨天您不是已经抽血了吗？那是到血库作血型鉴定和交叉配血试验的。您的血型是A型。我已经取回血了。您放心，我和小王护士认真核对过，不要紧张，会顺利输完的。"

"齐阿姨我现在先为您打点滴输注生理盐水，冲一下输血器，血液刚从血库冰箱取回来，要在室温放15～20分钟才能输入，为了保证输血通畅，今天要用9号头皮针，比平时输液的针头要粗一点，所以比平时输液要疼一些，请您忍耐一下。"

"阿姨，现在您要打一针苯海拉明，这是抗过敏药，可以防止输血反应发生。您侧身躺一下……小心您输液的胳膊……我帮您把裤带解开。"

"阿姨，为了慎重，现在我和小王再与您核对一下。您的姓名是齐××，年龄62岁，血型A型。好的，完全正确，没有问题。"

"阿姨，液体点滴很顺利，现在我为您输血，不会有什么不舒适感觉的。（护士换上血袋）我先给您调的速度慢一些，（观察15分钟）齐阿姨，没有不适应的感觉吧？我再给您调快一些。"

操作后嘱咐：

"齐阿姨，您有不舒服的感觉吧？有事情请马上按呼唤器。"

"齐阿姨，血现在输完了，您需要再输一些生理盐水，冲洗输液管道，再拔针……我现在要给您拔针了，输血用的针比较粗，对血管损伤大，拔针后，需要多按压一会儿……好，您感觉精神怎么样？您休息吧。明早您要复查血色素，有事情请按呼唤器。"

14. 晨间护理

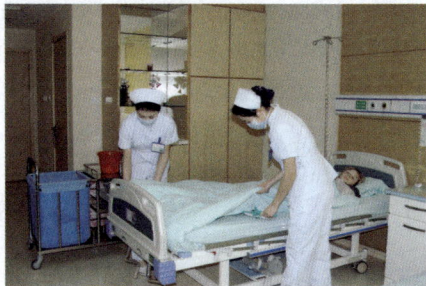

外科病房　清晨

护士："大家早晨好！现在我们来为大家做晨间护理，帮助大家洗漱，整理病房。"

"小李（阑尾切除术后第二天病人），您应该下床活动活动，这样可以促进肠蠕动，防止肠粘连，我扶您起来好吗？"

"王大娘（新入院病人），您老昨晚睡得好吗？您下床走一走，现在我们帮您整理床位。"

"李大嫂（急性胰腺炎已发病危的病人），您感觉好一些吗？您配合一下好吗？大嫂，我扶您先向左侧翻身，我现在用酒精帮您按摩受压的骨突部位，好，再翻到右边，我再给您按摩另一侧，这样做可以促进血液循环，防止形成压疮。这是干净的衣服，我帮您换上。您感觉舒服多了吧，您盖好被子。"

"现在开窗通风 30 分钟，呼吸一下新鲜空气，请大家穿好衣服，盖好被子，防止着凉。"

15. 晚间护理（内科病房）

（1）"大家好，现在我来为大家做晚间护理，发送洗脚水，整理病房。"

（2）"小刘（大叶性肺炎病人），我已经为您准备好热水了，泡泡脚吧，您康复得很快，但还需要多休息。"

（3）"赵大爷，您今天发烧时，用退热药退烧出了不少汗，我帮您擦擦身，换身干净衣服，您会感觉舒服些的。"

（4）"赵大爷，您昨晚没有休息好，今晚我帮您用热水好好泡泡脚，您再喝些热饮料，这样可以帮助您入睡。"

16. 压疮护理　例如患者于某，女，73 岁，脑梗死，右侧肢体偏瘫，骶尾部有 3 厘米×2 厘米褥疮，已形成水疱并破溃，对其进行皮肤护理。

操作前解释：

"大娘，现在我对您的压疮做些处置，会有些疼痛，您得忍耐一些，如果不及时处理，压疮再发展下去，不仅给您增加痛苦，加重病情，而且会继发严重的感染。我会仔细认真操作的，尽量动作轻柔，为您减轻疼痛，您请放心。"

操作中指导：

"大娘，您平躺已经快两个钟头了，我帮您侧睡一会儿吧。给您把床上再扫一扫。我给您按摩一下背部和受压处，按摩可以促进血液循环，改善局部营养状况，能预防压疮，您感觉舒服吗？我现在给您的压疮进行换药，有些疼，您需要忍耐一下，马上就好，一天做 2 次皮肤护理，很快会好的。"

操作后嘱咐：

"大娘，发生压疮主要是长期卧床不改变体位，这样局部组织受压过久，血液循环障碍，就会发生营养不良，加上皮肤经常受到潮湿、摩擦等刺激及皮肤抵抗力下降而最终导致形成溃烂和组织坏死。您今后要注意经常变换体位，我会每两小时帮您翻一次身的，同时还要注意增加营养，您的压疮会很快好起来的。"

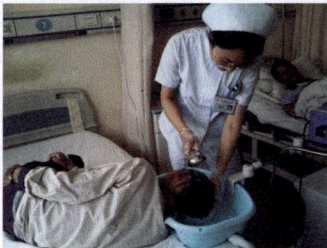

17. 卧床病人洗头　例如患者黄某，男，60 岁，脑血栓。

操作前解释：

"大爷，今天感觉怎么样，看起来您的精神很好，今天天气也很暖和，我给您洗洗头好吗？洗头可以增进头皮的血液循环，预防头皮感染，洗完后您会感到清洁舒适的。"

操作中指导：

"大爷您是否先方便一下？我给您耳朵里塞上棉球，眼睛盖上纱布，这样可以防止水流入耳朵。您觉得水温合适吗？您有什么不舒服的感觉请随时告诉我……您的头发洗干净了，我再给您擦擦脸。"

操作后嘱咐：

"大爷您觉得舒服多了吧？您现在休息吧，有事请按呼唤器。"

18. 使用约束用具　例如患者高某，司机，车祸致头部、腹部复合外伤，处于昏迷状态，采取保护措施，确保安全。

操作前解释：

"您是高师傅的家属吧？高师傅现在处于昏迷状态，意识不清楚，容易发生坠床、撞伤、抓伤的危险。为了避免意外的发生，我们已经上好了床档，但现在还需要用约束带限制他肢体活动，防止腹腔引流管被拽出，希望您能理解。等高师傅清醒后，我们会马上为他解下来的。"

操作后嘱咐：

"我们已经用约束带固定了高师傅的手和膝部，这是短时的保护性制动措施，约束带里衬有棉垫，我们会定时放松，并进行局部按摩，促进血液循环，不会产生不良后果。高师傅的病情必须这样做，以确保他的安全。请您谅解。"

19. 酒精擦浴　例如患者赵某，学生，21岁，肺部感染，高热，39.7℃，需要进行物理降温。

操作前解释：

"小赵，您现在发高烧，我给您用酒精擦浴来降低体温。在擦浴过程中，您有不舒服的感觉要随时告诉我。"

操作中指导：

"小赵，我先把冰袋放在您的头上，这样有助于降温并防止擦浴时表皮血管收缩，血液集中到头部导致脑部充血引发头部不适。热水袋放在您脚底下。我先给您脱去上衣，解松裤带。"

"小赵，腋下、手掌心、腹股沟（或称大腿根）、腘窝（或称膝盖后面），这些部位擦的时间需要长一些，要拍打直至皮肤发红为止，这样才能达到散热目的。前胸、腹部、后颈这些部位不能擦，因为这几处对冷的刺激比较敏感，有可能引起一些不良反应。"

操作后嘱咐：

"小赵，酒精擦浴做完了，我帮您穿好衣服。脚底的热水袋取走，冰袋暂时还放在头部，盖好被子，半小时后我再为您测体温，您先休息一会儿。"

"很好，小赵您的体温现在是 38.6℃，可以取下头上的冰袋了。您好好休息，多喝水，有事请按呼唤器。"

20. 备皮

例如患者杨某，男，52 岁，干部。慢性胆囊炎、胆石症，术前一日进行术区皮肤准备。

操作前解释：

"杨先生，明天您要做手术，请您随我到处置室，为您做一下皮肤的准备。"

操作中指导：

"杨先生，请您躺下。皮肤准备就是要清除皮肤上的微生物，减少刀口感染的机会。我要用肥皂水清洗手术区的皮肤，用剃刀祛除术区汗毛。您不要紧张，不会有什么疼痛感的。"

"杨先生，您手术要取腹部正中切口，所以我要对肚脐内的污垢进行一下处理。"

操作后嘱咐：

"杨先生，您起来吧，请您回病房再去洗一个澡，并更换衣服，修剪指甲，千万注意不要着凉，洗澡时不要过度用力搓伤皮肤。杨先生，您可以回去了，您还有什么不明白的吗？"

21. 吸痰术

情景一 患者张某，男，72 岁，喉癌术后，气管切开。

操作前解释：

"张大爷，您的痰很多，我现在帮您吸痰，吸痰时会有些呛咳，比较难受，但是吸出痰后，您的呼吸就会通畅，您会感觉很舒服的，而且痰吸出来还能防止发生肺部感染。我吸痰时尽量动作轻柔，您不必担心。"

操作中指导：

"我先给您吸一会儿氧气……很好，我现在要给您吸痰了，请您屏住气，好，忍耐一下……您休息一下，我再为您吸一次……请您再吸一会儿氧气，我听听您的肺部，您感觉好些吗？"

操作后嘱咐：

"您的肺部听起来已经好多了，您休息吧，有事请按呼唤器，我一会再来看您。"

情景二

（1）"王先生，听到我在叫您吗？听到的话，请眨眨眼睛。""您觉得气管套管里有痰吗？有的话，请眨眨眼睛；没有的话，请摇摇头。""那口鼻腔有痰吗？"

"让我听一下您的肺部和气管有没有痰鸣音，好吗？"

（2）协助患者调整卧位："王先生，我要帮您吸痰了，吸痰时可能会有些不舒服，可能会有些呛咳，请您不要担心，我尽量动作轻柔，减少您的不适感。"

（3）"请不要紧张，尽量放松！"

（4）操作毕，协助整理衣被，调节卧位："王先生，痰吸好了，现在您觉得好些了吗？还有痰吗？有的话，请眨眨眼睛。""如果没有什么不舒服的话，请闭上眼睛好好休息吧，我会经常来看您的！"

22. 膀胱冲洗　例如患者石某，男，62岁，前列腺摘除术后进行持续膀胱冲洗。

操作前解释：

"石大爷您刚刚做完前列腺摘除手术，现在需要进行持续膀胱冲洗，目的是及时冲洗出膀胱内的血性尿液，防止造成感染和形成血凝块阻塞尿道。冲洗期间不会发生疼痛的感觉，请您不必紧张。"

操作中指导：

"大爷，您留置的是三腔气囊尿管，一个腔通向气囊，注水后气囊膨胀尿管就不会脱出来；另一个腔引流尿液；还有一个腔现在持续注入生理盐水进行冲洗。"

操作后嘱咐：

"您翻身活动时一定要注意防止尿管被扭曲、折叠或是强行牵拉造成冲洗引流不畅甚至尿管拽出来导致尿道损伤。冲洗一般要进行两到三天，当引流出的尿液是正常颜色和性质就可以停止了。"

23. 会阴冲洗　例如患者李某，女，29岁，公司职员，足月顺产后进行会阴冲洗。

操作前解释：

"小李，现在我来为您做会阴冲洗好吗？会阴冲洗的目的是清洁会阴部，预防感染发生，使您感到清洁舒适。准备好了吗？"

操作中指导：

"小李您配合一下，平躺脱下裤子（护士帮助病人，遮挡屏风），抬起臀部，我把便盆放到您的臀下，水温合适吗？会阴冲洗用的是碘伏溶液，它具有消炎、杀菌、止痒的作用。每天您需要做两次会阴冲洗。"

"小李，您刚刚生完孩子需要休息并不是要一直躺着，适当的活动有助于子宫的收缩复原和促进产后恶露的排出，还要注意坚持母乳喂养。"

操作后嘱咐：

"冲洗完了，现在我用碘伏纱布湿敷在您侧切的伤口上，20分钟后取下来，碘伏刺激伤口会有些疼，忍耐一下。抬起臀部我把便盆取出来。好了，小李好好休息吧，有事请按呼唤器。"

24. 肛门坐浴　例如患者王某，女，46岁，干部，外痔。1∶5000高锰酸钾温水坐浴。

操作前解释：

"王阿姨，您好，手术后疼痛厉害吗？您现在需要进行坐浴，坐浴可以清洁肛门，改善血液循环，同时还有缓解括约肌痉挛，减轻疼痛的作用。我扶您坐下吧，坐浴后您会感觉舒服一些的。"

操作中指导：

"这是配制好的1∶5000的高锰酸钾温水，也叫做PP水。您看它是杨梅红色的。请您记住这种颜色，您出院后，回家后就需要自己配制了。我帮您把裤子解开，扶您坐进去。您感觉水温合适吗？需要坐浴20

分钟。每次大便后也要坐浴。"

操作后嘱咐：

"您坐浴完起来时一定要小心。（一边收拾协助穿衣，一边说）痔疮的发生与人们的饮食习惯、排便习惯等生活方式有密切的关系，您应该多吃些蔬菜、水果富含纤维素的食物，每天保证足够的水分摄入，保持大便通畅，避免吃刺激性食物，可以多做些提肛运动，增强肛门括约肌的舒缩功能，养成定时排便的习惯。请您稍等，坐浴后您还需要换药。"

25. 呼吸训练　例如患者张某，女，60 岁，退休教师。慢性支气管炎反复发作三次，此次因上呼吸道急性感染呼吸困难加重住院，现经治疗已处于好转期。护理计划，针对病人病史长，为有效改善肺通气，将进行腹式呼吸和缩唇呼吸训练。

操作前解释：

"张老师，昨晚休息得好吗？这几天我们帮您做一些呼吸训练，学会后，有时间就自己有意识地锻炼，每天训练两次。每次 10～15 分钟，熟练后再增加训练次数和时间，现在我们开始，好，听我口令，主要要领用鼻吸气，经口缩唇呼气，呼吸要尽量缓慢均匀，切勿用力呼气，好，不要着急。"

操作中指导：

（1）"请您半卧位，双腿屈曲，（边说边帮病人取体位）将手分别放在胸部、腹部，对就这样，闭口吸气，慢些、均匀些，腹部尽量放松，鼓起，好，做得不错，再做一次。"

（2）"这次吸气、呼气都注意，呼气要经口缩唇呼气，您看，像我这样（护士做示范），注意呼气时，腹肌收缩，腹部下陷，切勿用力，好，现在我们再来一次。"

（3）"吸气，呼气，注意缩唇，用手感觉胸腹起伏，怎么样？您看腹部活动度较大、胸部活动度较小，这样做对了，好，我们再来。"

（4）"我来点一支蜡烛，您试一试缩唇大小，距离蜡烛 15～20 厘米处，您来缩唇呼气，但不要把火焰吹灭，只要火焰倾斜就可以了。"

（5）"怎么样，经过这几次练习，您感觉适应吗？没关系，再来练几次，我们就休息，吸气，呼气。"

　把健康、快乐奉献给别人，把疲劳、苦累留给自己操作后嘱咐：

"已经15分钟了，今天您做得非常好，我们休息吧，明天我们再做一次好吗？有什么疑问或不适请随时叫我，我会来看您的，请您好好休息。"

26. 痰标本采集 例如患者高某，男56岁，工人，近日工作劳累，感疲乏无力，下午低烧，夜晚盗汗，疑为肺结核，已拍片，住院治疗。

操作前解释：

"高师傅，您好！我是您的主管护士，明天要化验一下您的痰，看看痰里有没有结核杆菌，明天清晨留第一口痰，注意咳痰前，先用清水漱口，然后深呼吸用力咳嗽，咳出气道深部痰液，将痰留到这个小杯里。"

操作中指导：

"好，您来练习一下，看掌握了没有，一定要按我说的来做，好，就这样，明天一早就像刚才那样说的和做的留痰，好了，明天早晨我来取痰标本送去检查。"

操作后嘱咐：

"（第二天清晨）高师傅，您好，昨晚休息得好吗？痰留下了吗？我来取痰标本送去化验，有什么需要请随时呼叫，以后吐痰，请您吐在这个痰盂里，不要随地吐痰，要集中消毒，知道了吗？好，我一会来给您输液，您先吃早饭吧。"

27. 胰岛素注射 例如患者王某，男，20岁，学生，半年前确诊为糖尿病1型，需终身用胰岛素治疗。医嘱采用正规胰岛素治疗。（短效胰岛素）

操作前解释：

"小王，您好，再过一会就要开饭了，用短效胰岛素起作用的时间是皮下注射后半小时，最大作用时间是1～3小时，作用持续时间是8小时，所以要在餐前半小时给您打一针胰岛素，好吗？"

操作中指导：

"请把您袖子卷起来，现在用75%的酒精消毒一下注射部位（边操作边口述）。小王，胰岛素注射一般打到皮下，每次注射都要更换部位，两次注射点最好间隔2厘米左右，以确保胰岛素稳定吸收，且不易发生皮下脂肪萎缩，这次注射我们先从左上臂三角肌下缘开始，请看就是这里。（注射）好了，没事了，怎么样，不疼吧？"

操作后嘱咐：

（1）"三餐前都要给您注射胰岛素，以后您也得自己学会注射，出院后需要自己照顾自己，每次我来注射，就给您讲一下注射部位、注射方法，慢慢地您就学会了。"

（2）"皮下注射的部位包括：三角肌下缘、大腿外侧、腹部脐周5厘米。我们病房走廊挂有示意图，您可以看一看学一学。"

（3）"注射剂量要根据医嘱执行，另外，注意胰岛素保存的环境，温度需要在4℃～30℃，或放入冰箱冷藏室，注射前1小时从冰箱中取出，升温后再用，以免发生不良反应。"

（4）"过几天学会后您自己注射，我来给您指导，看看您掌握得怎么样，好吗？还有什么问题吗？我会随时来看您，好了，一会该吃饭了，您准备一下吧！"

28. 心电监护　例如患者李某，女，40岁，教师，诊断为心律失常，频发室早，给予心电监护。

操作前解释：

"李老师，您好！现在还心慌得厉害吗？您心慌主要是由频发室早引起，所以需要进行心电监护，这样就可以随时观察您的心率、心律的变化，有利于及时观察您的病情，您别紧张，这不会影响您的休息和活动，我来为您监护上吧。"

操作中指导：

"请您平卧，把上衣扣子解开，露出胸部，好的，就这样，我需要把电极片贴附在您的胸前，好了，电极片已贴好……监护仪已显示出您现在的心率90次/分，心律不齐，有偶发的室早，现在让我来帮您把衣

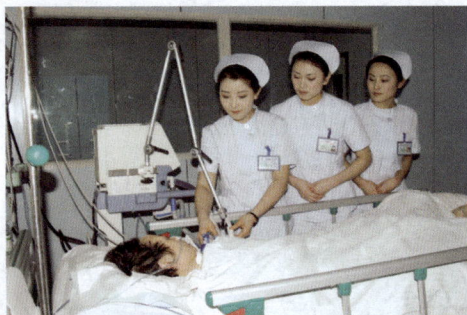

服穿好。"

操作后嘱咐：

"李老师，您翻身时动作要尽量轻缓，注意不要把导联线或电极片拽脱，如果那样，监护仪就会出现干扰波，影响监护效果。另外，电极片也可能会引起皮肤瘙痒，如果有这种情况，请您及时告诉我，我会为您更换电极的。您不要紧张，我们在中心监护台就可观察到您的心电图演变过程，如有什么变化，会为您及时处理，请放心。如果 24 小时后室早明显减少，我会为您停用心电监护的。现在您需要安静休息，有事请按呼唤器，我会很快赶到的。"

29. 通知留取标本用语

（1）通知次晨需留取的标本："陈阿姨，因为检查需要，明天请您留取一下尿（或痰、大便）标本，我帮您把留取标本的容器放在这里了。""陈阿姨，因为您病情需要，明天早晨 6 点左右要为您抽血，请您配合。"

（2）"请您留取晨起的第一次尿，留好后放在护士站处置室的标本架上就可以了，7 点左右会有专人来收取。"

（3）"请您尽量挑取大便中的异常部分放在标本盒里，放在处置室的标本架上，会有专人来收取。"

（4）"请您今晚 8 时后不要再吃东西，尽量少喝水，以免影响抽血检验结果。"

（5）"陈阿姨，您还有什么不清楚的请随时问我，我们会帮助您的。"

（6）"陈阿姨，需要留取的标本您都已经留好了，我们已经及时送检。等检查结果出来，我会及时通知您的，请安心养病。"

30. 静脉采血时用语

（1）"李女士，早上好！由于检查需要，现在要给您抽血了。请问您昨晚 8 点钟后还吃过东西吗？""您想抽哪只手？让我先看看您的血管。"

（2）协助调整卧位："李女士，您这样睡，舒服吗？需要把床摇起来一点吗？"

（3）操作时可询问患者夜间睡眠等情况。并说："别紧张，放松！"

（4）"李女士，血已经抽好了，请您轻轻按压穿刺处5分钟，不要揉，以免引起血肿。等检验报告出来，我会及时告诉您的！"操作毕，协助整理衣被。

特殊情况：

（1）"对不起，我同事正在那边抽血遇到一些困难，需要我去帮她，请您稍等一会儿，我很快回来。"

（2）"对不起，穿刺不成功，需要重新穿刺，让您多受痛一次，可以让我看看另一只手的静脉情况吗，谢谢！"

（3）"非常抱歉，由于上次抽血的标本有点异常需要重新抽血检验及校对，希望您能谅解，让我重新给您抽血，这次检验是免费的，可是也给您添了麻烦，真不好意思，谢谢您的配合！"

（4）"对不起，您上次抽血的标本溶血了，需要重新抽血检验，给您增加了痛苦/麻烦，实在抱歉，希望您能原谅，现在给您抽血，我们马上通知检验科检验，很快就有结果了。"

31. 使用输液泵时用语

（1）"张老师，您好！输液以后感觉好点了吗？打针的地方有没有疼或者不舒服啊？""张老师，因为病情的需要，今天要为您加一组液体，这组液体需要严格控制输液速度，所以要使用输液泵。输液泵对您来说是很安全的，请不用紧张！现在我去准备一下，马上就来。"

（2）妥善安装输液泵后说："张老师，这就是输液泵，可以严格控制输液速度，保障您的用药安全。"

（3）"张老师，现在我将您的输液管子跟输液泵接在一起，您放心，不会有问题的。"

（4）操作毕，说："张老师，现在已经在用输液泵控制您的输液速度了，机器运转正常，每个小时的输液量是20毫升。对您来说，这样做可能会给您上厕所等带来不便，但请不要随意搬动或调节输液泵。如果有什么不舒服或有机器报警，请及时通知我们，我也会经常来看您的！"

32. 雾化吸入用语

（1）"×××，今天给您做超声雾化吸入。"

(2)"超声雾化吸入是应用超声波的声能，将药物变成细微的气雾，随着您的呼吸，吸入到终末支气管和肺泡达到治疗的目的。"

(3)"我告诉您怎么配合，用嘴含住这个管口，做深吸气，然后用鼻子慢慢呼气。时间需要 15～20 分钟。"

(4)"雾化吸入做完了，您感觉好些了吗？"

33. 背部护理用语

(1)"×××，现在我给您做一下背部护理好吗？这样您就会感到舒服一些。"

(2)"您躺在床上就可以了，擦洗后做一下按摩，这样可以促进局部的血液循环。然后，再给您叩叩背，促进肺部痰液的排出。需要您翻身侧卧时请配合一下。"

(3)"这个水温可以吗？""您现在感觉冷吗？如果有什么不舒服请告诉我。"

(4)"背部护理做完了，我来帮您整理一下被子，您现在好好休息吧。"

34. 剪指甲时用语

(1)叩门进入病房："您好！我是×××，今天是我的护理班。我来看一下大家的指甲是否需要修剪。"

(2)评估病人能否自己剪指甲。能自理者："您的指甲有点长，给您指甲剪自己剪一下好吗？"不能自理者，护理人员协助："您指甲有点长，我来帮您剪一下好吗？"

(3)"请您把剪下的指甲放在这张纸上，剪完后一并放于垃圾筐里，好吗？"

(4)修剪过程注意与病人交流："您在家自己不能剪指甲，是谁帮您剪的呀？……"

(5)修剪完毕，检查是否符合要求。"谢谢您的合作，呼唤器给您放在这里，有事请按铃。"

(6)取回指甲剪碘伏消毒，放回原位。

35. 洗漱时护理用语

(1)叩门进入，问候全体病人："大家早上好"。

（2）自我介绍："我是×××，今天的晨间生活护理班，您睡醒了吗？我们现在洗漱好吗？"

可以下地活动，生活完全可以自理的病人："请问您洗漱了吗？有什么要帮忙的吗？"

①拿出患者洗脸用的脸盆、毛巾、牙刷、牙膏、肥皂："×××女士/先生，这是您洗脸用的脸盆和毛巾吗？"

②递助行器给患者："请您扶好助行器，腿有什么感觉吗？我们去洗刷间洗漱好不好？请问您洗脸喜欢用温水还是凉水？刷牙呢？"

③根据患者的习惯选择合适的水温，放患者的洗漱用品于洗刷间内。"您先慢慢洗，洗刷完我帮您把脸盆放回去。"

需卧床的病人

①"×××女士/先生，我帮您坐起来，我们该洗漱了。"摇高床头。

②置餐板于患者床上，有气垫床的患者放置移动餐板："我先帮您放好餐板，这是您洗脸用的脸盆和毛巾吗？请问您洗脸喜欢用温水还是凉水？刷牙呢？"

③取合适温度的水，水量至脸盆的 1/2，铺小中单于患者颌下，牙缸内放置 2/3 水量，取毛巾、牙刷、牙膏放于患者餐板上："给您铺个小垫子，以免把衣服弄湿了，您试试水温合适吗？这是您擦脸用的毛巾吗？"

（3）患者洗漱完毕，协助患者用清水清洗脸盆、毛巾，把脸盆放在床头橱的最下层，毛巾挂在近患者侧："谢谢您的配合。"

（4）清洁桶、污物桶洗刷完毕，放于储藏室。

36. 扫床护理用语

（1）护士洗手，备齐用物于护理车上。

（2）护理车横放在病房门外。

（3）敲门进入病房，问候病房全体病人："大家早上好！"

（4）一次性床刷套于扫床刷上，戴一次性手套，至病人床旁："您好，×××女士/先生，我是×××，今天的护理班，可以给您整理一下床铺吗？"

（5）征得同意后，单髋置换的病人拿枕头于床尾，低于床尾床档，用一次性刷套先刷枕头的正面，再后面。"帮您换个枕头，好不好？"更换患者头下枕头，整理方法同上，放于床尾对侧。

（6）"我们先换个姿势好吗？我来帮您翻一下身。""夜间休息得怎么样，还有没有不舒服的感觉？"

（7）松开大单，将下滑的床褥向上拉至与床头齐。"我们把床上的碎屑扫干净，这样躺着会舒服点。"刷大单从床头至床尾，扫净床上的碎屑。

（8）"我们再翻一下身，好不好？我来给您扫干净另一面。"

（9）"躺平了，帮您整理一下被子。"

（10）"谢谢您的合作，呼唤器您看放这儿，好吗？有事请按铃。"放呼唤器于合适的位置。

（11）整理用物。

37. 整理床头桌护理用语

（1）"您好，×××女士/先生，打扰一下，可以给您整理一下床头桌吗？"

（2）征得同意后，物品脸盆擦在脚盆上放在床头桌的最下层。

（3）擦脸毛巾放在近病人侧的床头桌放置处……"您看这样合适吗？"

（4）"床上的衣服给您放在壁橱里好吗？"

（5）整理完毕。"谢谢您的合作。"

38. 洗脚时的护理用语

（绝对卧床的病人床上洗脚，可以下地的病人坐于床边洗脚）

（1）"您好，×××女士/先生，咱们现在洗脚好吗？洗了脚，晚上会休息得更好。"

（2）"您平时洗脚喜欢稍微热一点的水还是用温水洗？哪个盆是您用来洗脚的？这个是吧？哪条毛巾是您用作脚布的？是这条吧？"

（3）"请您现在躺平好吗？要开始洗脚了。您觉得水温还合适吗？"

（4）"洗好了，我来帮您擦干脚吧……×××女士/先生，呼唤器给您放在这儿，好吗？您有什么需要随时找我。谢谢您的配合，我会经常来看您的。"

39. 床上擦浴

操作前解释：

"（观察病人的一般情况）王大爷，您身体还没有完全恢复，不能下床活动，我现在来帮您做一下擦浴吧？这样不仅可以保持皮肤清洁，促进血液循环，增进汗腺的排泄功能，还可以预防皮肤感染和褥疮等并发症的发生，擦洗完后您会感觉很舒服的。"

操作中指导：

"（注意遮挡患者，注意保暖）王大爷，您感觉水温还可以吗？您放心，我动作会很轻柔的，如果您有什么不舒服的感觉，请随时告诉我，好吗？（擦洗过程中注意保护伤口和各种管路，观察患者的反应，出现寒战、面色苍白、呼吸急促时应立即停止擦浴，给予恰当的处理）"

操作后解释：

"（观察患者反应，检查和妥善固定各种管路，保持其通畅）王大爷，我已经帮您擦洗完了，您感觉怎么样？有没有什么不舒服？我帮您盖好被子。刚擦洗完，请您注意别着凉了，如果还有什么需要，请随时叫我。"

40. 血糖监测

操作前解释：

"张师傅，您好，最近您的血糖不太稳定，医生要求给您测量五点血糖，以便根据血糖值随时调整您的用药剂量。具体测量方法是这样的：您每天需要测量五次血糖，时间分别是早晨空腹前、三餐后 2 小时以及晚上睡前 2 小时。另外您饭前还需要注射胰岛素，所以您吃饭前半小时告诉我一声，我来给您注射完胰岛素半小时后您再吃饭。饭后我会定时来给您测量血糖的，您能听明白吧？"

"张师傅，您吃过午饭已有两个小时了，现在该测一次饭后血糖了，我这就给您测好吗？"

操作中指导：

"我用血糖仪给您测，需要在您的手指上扎一下，请您把手伸出来，您想扎哪个手指呢？"

操作后解释：

"好的，请您按压手指一会儿……结果出来了，您的血糖值为13.1mmol/L，稍有点高，我会把这个数值通知医生，另外您别忘了饭前通知我来给您注射胰岛素好吗？您好好休息吧，有事随时叫我。"

第三节　特殊科室护理服务用语

一、急诊室护理规范用语

1. 预检护士用语

"您好，请问您哪里不舒服？"

"请坐，请问您以前有这种情况吗？"

"好的，请您出示您的医保卡和病历。"

"对不起，请稍等。今天人比较多，请不要着急，很快就轮到您了，谢谢您的配合。"

"请您不要担心，我们会尽力抢救的。"

"让我扶您去诊室吧。"我们马上就给您处置（做××治疗、检查）。

"您现在需要做××检查，大约需要××钱，请家属到收费处交费。"

"请您到××号检查室做检查。现在需要您采取××体位，请您配合一下。"

"现在需要给您做××检查，可能会有些不舒服，请您忍耐一下。很好，您配合得好极了。"

"您的检查做完了，请您稍等一下取结果。"

"请您拿好检查报告单，让医生为您详细解释病情。"

"您的病需要住院治疗，大约需要先交××钱住院押金，如果您同意，我马上帮您办理住院手续。"

2. 抢救室护士用语

"患者现在非常危险，请放心我们会尽力抢救的。"

"患者现在正在抢救，请家属在门外等候，有情况我们会立即通知你们，谢谢你们的配合。"

"患者病情已经暂时稳定，需要继续留院观察，请家属随我去办留观手续。"

"您好！请协助我们登记患者的基本情况。"

"这是您的留院观察床位，请躺下，这样舒服吗？医生马上会来看您，请稍等。"

3. 清创室护士用语

"同志，您好！请问有什么需要我帮忙吗？"

"同志，您需要做一个清创术，医生马上就来，请您稍等，请先坐下（躺下）。"

"这里是手术治疗区，家属请到外面等候，谢谢您的配合。"

"手术时可能会有点疼，相信您能坚持的，请别紧张，我们已为您做好一切准备，您放心吧！"

"手术中如果有什么不妥，请随时告诉我，谢谢您的配合。"

"同志，手术已顺利结束，谢谢您的配合。"

4. 观察室护士用语

"请您出示您的留观通知单及病历卡。"

"请您先登记一下您的家庭地址、电话号码。"

"请让我为您作一下环境介绍及急诊留观期间的注意事项。"

"您的留观床位在×床，我送您过去。"

"我是当班护士×××，有事您可以随时叫我。"

"王先生，请稍休息一下，我去通知医生，这是呼唤器，如需要帮助请随时按铃，我也会经常来看您的。"

二、输液室护理服务用语

1. 注射

（1）注射室应做到见面一声问候："您好，请问您哪儿不舒服？请问今天好点儿了吗？"

（2）"您好，请把病历和药品给我好吗？"

（3）"请问您叫什么名字，以前用过这种药吗？过不过敏？家里人有没有过敏的？"

（4）"现在给您做××过敏试验，需要等20分钟观察结果，请不要离开，也别用手摸它，20 分钟后，我来看结果。如有不舒服的感觉，请及时告诉我。"

（5）"请坚持一下好吗？"

（6）"现在给您打××针，请您把裤子往下拉一点，我给您打针，不要紧张，可能有一点儿酸胀感，一会儿就好。"

（7）"打这个针会稍有点疼，请坚持一下好吗？"

（8）针打完后，应嘱咐病人："请按压 3 到 5 分钟，不要揉。"

（9）"您是第一次用青霉素，请在这里等 30 分钟观察一下，如果没有反应和不适，您再离开好吗？"

（10）病人离开时送上一份祝福："祝您早日康复！""请慢走。"

2. 输液

（1）"您好，请把病历和药品给我好吗？"

（2）"您做过××过敏试验吗？"

（3）"请您稍等片刻，一会儿就给您进行输液，谢谢您的配合。"

（4）当为病人输液时，应态度认真，和蔼地说："您叫什么名字？马上给您输液，请您先上厕所，然后我给您输液，以免输液过程中上厕所不方便。"

（5）注射时说："请伸出您的手，我为您选择注射部位。""请问您想打哪只手？别紧张，有点疼，请坚持一下。"

（6）当第一次穿刺失败时，应歉意地说："对不起，给您增加痛苦了，再请您配合一下好吗？"

（7）液体输上后应对病人说："您今天输的是××药，起××作用，应注意××；如果有什么不适，或有什么需要，我会马上来看您！"

（8）"您心脏（××）不好，输液速度要慢一点，请您配合一下。"

（9）"液体中含有××，输液速度要慢一点，否则会有一点疼，请您配合一下。"

（10）"您需要进行×天的输液治疗，剩余的药液我已帮您仔细核对过，请您妥善保管好。"

（11）"您好，我已经帮您拔针，请您下次输液时带好您的病历及药液，按时来输液，再见！"

（12）"请走好，祝您早日康复！"

三、手术室护理规范用语

1. 术前访视。手术室护士携带访视单到病人床前，与病人面对面沟通。

"您好，李老师，我是手术室护士×××，您明天做××手术，我来进行术前访视，需要了解您的一些情况。您以前做过手术吗？有药物过敏史吗？"

"李老师，您明天的手术是硬膜外麻醉，需在您后背进行硬膜外穿刺，注药后如果有头痛、头晕、耳鸣等症状请您及时告诉我们。"或"李老师，您明天手术需要全麻，今晚 22:00 点后您要禁食，不能吃、喝任何东西，避免呕吐后窒息。今晚请您好好休息。如果紧张睡不着，请告诉值班护士，给您用点镇静药帮助睡眠。"

2. 进入手术室。护士对病人应态度和蔼，语言亲切，关心体贴病人，多说鼓励的语言："您不用紧张，我会一直陪着您。""您抓住我的手，有什么不舒服就请告诉我。""我们的医生都相当负责，您的手术会很顺利的，请您不必担心！""您的亲人都在外面候着，他们都在为您祝福，希望您能勇敢些。"

3. 对病人家属应经常告知手术进展情况："请您不要离开，我们将随时告诉您手术的进展情况。""手术正在进行，一切顺利，请您不必担心。"

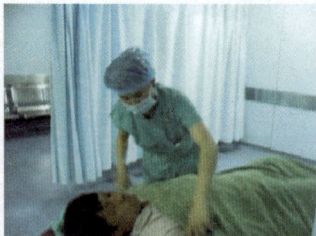

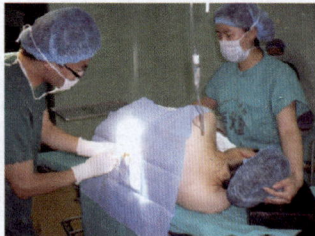

4. 术后访视。"我是手术室护士××，您现在感觉怎么样？""您对我们（手术室）的工作有什么意见或建议吗？""请您讲一讲在手术室的感受，便于我们改进工作。"

四、产科护理服务用语

(一) 孕妇入院

1. "您好！请坐，我是主班护士×××，请将入院手续给我，我马上给您安排床位。"接过住院证，建立病历，扶住孕妇并说："请您称一下体重。"

2. "我送您到××病房×床。"然后将孕妇护送到病房，介绍主管医生和护士。

3. 责任护士自我介绍时应说："我叫×××，是您的责任护士，负责您的治疗和护理，这是您的床铺、床头柜和椅子，请不要随便走动。"并介绍入院须知，然后说："如果有服务不周的地方，请您随时提出来，我将及时弥补，希望我的服务能让您满意！"协助更换孕妇服及拖鞋，并护送至产前检查室检查。

(二) 接待胎儿监护病人的语言规范

1. "您好，请问是做胎儿监护吗？请先换产房专用拖鞋，然后跟我到这边来。"(行动不便的孕妇，帮其拿出拖鞋并换上搀扶入监测室)

2. 边扶病人边宣教："您好，胎儿监护大约需要 20 分钟左右，胎儿监护的目的是动态地观察胎儿的胎心音、胎动、宫腔内的压力以及宫缩情况，这样就可以了解您的胎儿是否缺氧，胎盘的供血、供氧情况以及有无宫缩等。"

3. "请先躺到床上，(帮其解开上衣，绑好传导装置) 如果您感到胎儿动了一下，就把这个按钮按一下 (递给其胎动传导器)，有什么不清楚吗？好，我们现在开始了，如果感到不舒服，请跟我说一下。"

4. "好，做完了，请将检查的结果交给您做产检的医生，请慢走！"

(三) 接待住院待产病人的语言规范

1. "您好！×××吗？请先换产房专用拖鞋，跟我往这边走 (帮其拿出拖鞋并换上)。"

2. "不要紧张，我们帮您检查一下，看看一切是否正常。来，请躺在这张床上。"

3. "好，检查完了。您可以先回病房休息，不要离开病区，如果有什么不清楚或不舒服，都可以按铃找我们，我们会马上来看您。我们会隔一段时间来给您检查一次。好，跟我来，这是您的房间，您住在×床，这是传呼器的按钮，有事随时按铃。请您好好休息。"

（四）接待临产病人的语言规范

1. "您好，我是助产士×××，我将负责您在产房的护理过程以及接生工作。您现在宫口开大×指了，不要怕，我会一直守在您的身边，疼的时候深呼吸，来做一遍深呼吸，对，就是这样；不疼的时候我们聊会天，我将告诉您分娩的进展、您会遇到的情况以及可能会有的感觉，还会教您如何给您的宝宝喂奶。"

2. "您的宫口开全了，可以进产房分娩了，等这阵宫缩过后，我们扶您进产房。"

3. "您好！我是助产士×××，为了使孩子顺利出生，请您一定要配合好。""慢点，躺在床上，疼得时候深吸气用长力，不疼的时候放松休息，对，就是这样。""有什么需要或不舒服就告诉我，我会尽量满足您的要求，不要紧张或害怕，我会一直守在您的身边。现在不疼了，来喝口水，这样才能让您的宝宝顺利降生！"

4. "恭喜您喜得千金（贵子）！您还需要留在分娩室观察一会儿，如有不适请及时告诉我。"

5. "我现在送您回病房休息。"

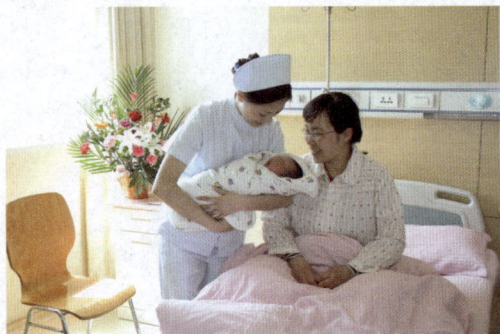

医护之业，实乃人命之所系，无恒德者，不可以为医

6. 进行新生儿体格检查时："您的孩子体重是××克，身长是××厘米，真是个健康的孩子。"

7. 新生儿接种乙肝疫苗时："×××，为了预防乙肝，需要给您的孩子接种乙肝疫苗，疫苗接种在孩子的右上臂。"

8. 分娩或缝合结束后："您需要在产房休息 2 小时，在此期间我会及时观察您的血压、脉搏、宫缩及出血等情况，您就放心休息吧。请您喝一杯红糖水。"

9. 产房护士帮助产妇早接触婴儿、早开奶："请您侧卧，我来协助您抱抱或喂喂您的孩子。"

10. 产房护士送产妇回病房后："如果您有什么需要帮助的，请找病房护士，明天我们再来看您和孩子，再见！"

（五）母乳喂养的语言规范

1. 产后第一时间给予母婴接触："恭喜您成为妈妈了"。

2. 护士让婴儿与妈妈接触后："宝宝妈妈，感觉怎么样？很疲倦吧？现在应该让宝宝吸吮母乳了。"

3. 产妇："听说孩子喂奶后，乳房会下垂，我不想自己喂奶，给他喝牛奶吧。"

4. 护士："现在提倡母乳喂养，母乳是最理想的婴儿饮食，它不仅含有宝宝生长所需的全部营养素，还能增加宝宝的抵抗力，清洁卫生；而且能促进妈妈的康复，增进母子感情，还是母乳喂养的宝宝健康。"

5. 妈妈："听了您的指导，知道母乳喂养有这么多好处，那我还是自己喂宝宝吧。"

五、监护室（ICU）护理规范用语
（一）病人入住 ICU

1. ICU护士要与病房或急诊室护士认真交接病人（姓名、诊断、生命体征、病情、各种引流管、用药等），并对病人家属做好解释："您好，请在门外耐心等候，监护室内都

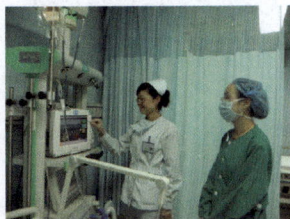

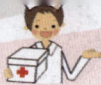

是危重病人，非工作人员不能随便入内，如果您有什么事情请按门铃，谢谢配合。"

2. ICU护士对清醒病人解释："×××，您现在在监护室，我是您的主管护士。这里有许多监护和治疗的仪器，我们时刻能观察到您血压、心率的变化，有什么情况会及时给您处理，请您尽管安心休养，有什么不舒服随时告诉我。"

3. "×××，监护室有许多仪器，您身上还带有几个管子，这些仪器对您治疗非常重要，您可能感觉有些不舒服，希望您能配合治疗。我们在操作时会动作轻柔一点，尽可能减少您的不适。"

4. 告知病人家属注意事项

（1）"监护室的病人病情都很重，抵抗力较低，有伤口和检查治疗的管道，需要环境清洁才能防止感染，希望家属理解和配合，需要探视时我们会通知您，穿隔离衣戴口罩才能进来"。

（2）"为了让病人好好休息，请探视病人时间不要太长。""请您尽量克制一下自己的情绪，以免影响病人的情绪"。

（3）"监护室是24小时特别护理制度，医生、护士会随时在床旁观察病情，请你们放心"。

（二）同病人交流用语

1. 对意识清醒、无法用语言沟通的病人，制作语言交流牌。如书写"您口渴吗？""现在给您翻身好吗？""您现在需要做床旁X线胸片，我们把您抬起来，请您配合一下。"病人如果能书写，让病人将自己的需要写在交流板上进行交流。

2. 对不能用语言交流，书写或识字困难的病人，加强手势交流。

3. 当赞赏病人配合治疗或疾病恢复时，护士用微笑、点头、竖起大拇指表示。为了了解病人的需求，告诉病人一些手势代号。如："您口渴时请将手指做成一个圆形状。""您不舒服时请举一下手。""您想大便时请伸出大拇指。""您想小便时请伸出小拇指。""您感到肚子胀不舒服，请轻拍一下肚子。"

4. 对昏迷、用镇静药的病人进行各项护理操作时同样要以恰当的称谓呼唤病人，并通过播放亲友录音、喜爱的音乐节目等来促使病人早日苏醒。

5. 护士在同病人进行语言沟通交流时，音量要让病人听到为宜，要降低说话的语速，保持语气和缓，避免对着病人大声吼叫。向病人解释治疗目的意义时，尽量不用医学术语，要转换成通俗易懂的语言让病人能理解，以取得病人配合。

（三）进行护理操作时用语

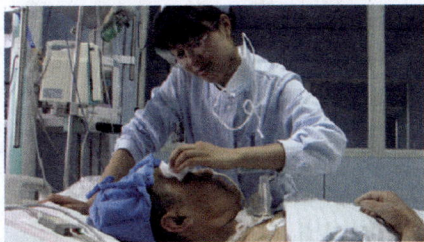

监护室护士：

1. "×××，我来给您擦洗一下，希望您配合。擦洗有利于血液循环，减少并发症的发生，擦洗后您会感到舒服些"。

2. "×××，我给您整理一下床单，需要您翻身时请您配合，不用担心管道问题，我会处理好的。"

3. "×××，现在我帮助您排痰，我告诉您用力咳嗽时请您配合，伤口有我来保护，请您不要担心。"

4. "×××，现在我给您吸痰，吸痰时会有些难受，不会有什么危险，请您不用紧张，很快就会好的"。

（四）病人转出监护室用语

1. 监护室护士："×××，您好，经过这段时间的治疗，您的病情基本稳定了，今天就要转出监护室了，一会儿我们就把您送到普通病房。"

2. "请您对我们的护理工作多提宝贵意见，希望您好好休养，祝您早日康复。"保证转运过程中病人的安全。向相关科室医护人员交接转出病人的病情、治疗、物品。

六、血液净化中心护理规范用语
（一）接待初次透析病人

1. 血液净化中心护士对病人说："您好，今天是您第一次透析治疗，不要紧张。我们会随时来看您的，您有什么不舒服可以告诉我们，有什么需要也请告诉我们，我们会尽量帮助您解决的。"

2. 血液净化中心护士对病人家属说："对不起，您现在不能进入透析室，病人正在进行治疗，请您稍等一会儿，等他做完治疗再看他。"

3. "为了减少病人被感染的机会，请您换上拖鞋或穿上鞋套进入，因为透析室是一个相对清洁的区域。请您不要进去探视，谢谢您对我们的配合！"

（二）向病人及病人家属介绍环境

向病人介绍：

1. "您好，今天是您第一次进行治疗，我给您介绍一下环境。"

2. "这是候诊室，请您8点左右来到透析室就可以了。这是您的柜子，把病号服、拖鞋、床单等物品放在这里就行，请不要放贵重物品。"

3. "这是我们的宣传板，一些通知都在上面，您每天来可以看一看。"

4. "这是医生办公室，这是护士站，有什么事可以来询问。"

5. "透析前要称体重，进入透析室要换鞋套，由值班医生来计算脱水量以及安排您的体位。"

6. "今天您在×床，我们都有编号，现在我带您到您的床位。您可以调整床的高度。这样躺着舒服吗？"

7. "请稍等，一会儿我来给您进行治疗"。

向病人家属介绍：

1. "您好，请您在等候室等候，我们会照顾好病人的。如需要您帮助时，我们会叫您过去的。"

2. "您好，透析室是一个安静的场所，请您不要大声说话，注意保持安静，谢谢合作。"

3. "您好，透析室是一个相对无菌的环境，您确实需要进去，请您更换清洁拖鞋或穿鞋套，为了病人的休息和治疗，请您不要长时间停留，谢谢！"

因为我的工作和努力，而使他人的生命如鲜花般重新绽放

（三）透析治疗上机前

1. "您好！今天感觉怎么样？"

2. "请您先称一下体重，医生今天给您增加了脱水量，一会儿还要给您吸氧气。"

3. "让我看看您的血管及动静脉瘘的情况。动静脉瘘保护的不错，不过您也要坚持锻炼和热敷。"

（四）穿刺时

1. "您上次使用的是内侧的静脉，今天使用外侧的静脉，这样有利于血管的恢复，可以吗?"

2. "对于您的动静脉瘘采用的是阶梯式穿刺方式，这样可以减少血管狭窄及阻塞的概率。"

3. "今天穿刺的是个新部位，可能有点痛，我会尽量减轻您的痛苦的。"

（五）血液净化中心护士上机后询问

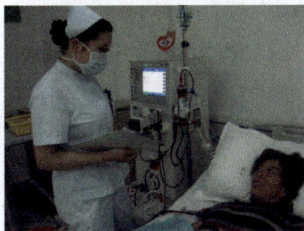

1. "您现在有什么不舒服吗？您感觉怎么样？"

2. "请您躺在这里休息，我们会随时来看您的。"

（六）透析治疗结束下机时

1. "今天透析过程很顺利，您感觉怎么样？"

2. "透析时间到了，现在可以给您拔针了。"

3. "现在下机了，我给您测量血压。"

4. 根据血压情况交流

（1）血压正常："您的血压还可以，高压130毫米汞柱，低压80毫米汞柱，但是您还要控制入水量，因为您要隔两天时间再来透析，所以体重增加要控制在3公斤以内，这样才不会感觉不舒服。"

（2）血压偏低："今天您的血压偏低，下机就不用绷带固定了，因为血压降低用绷带固定会影响到动静脉瘘的功能，可能会发生阻塞及其他情况，所以今天给您用胶布固定内瘘，30 分钟后您松开胶布就可以了。"

（3）血压偏高："您的血压偏高，请稍等，我报告一下医生。""这是医生给您开的心痛定，请您张开口，把药放在舌下含服，您休息一会儿，10 分钟后我再给您测量血压。"（10 分钟后再次测量血压）

（4）"您现在感觉怎么样？现在您的血压正常了。"

（七）下机后

1. "今天的治疗很顺利，您下机后起床要慢点，坐几分钟再起来，否则可能发生直立性低血压。"

2. "我扶您下床测量体重，看今天的治疗效果怎样。"

3. "今天的脱水很理想，请拿好您的透析记录单，回家后您要注意休息，控制饮水及饮食，保护好内瘘。"

4. "今天的治疗结束了，您还有什么要了解的吗？"

5. "请您慢走。"

七、体检中心护理规范用语

1. 体检前护理用语

"先生，您好，请问有什么需要我帮忙吗？"

"欢迎您来体检，我们将为您提供优质的服务。"

"您好！请坐，这是我们的体检套餐，请您选择。"

"下面由我为您介绍一下体检的注意事项……"

"王先生，请跟我到服务台，您的体检费为××元，谢谢！"

"王先生，请您留下联系方式，方便我们取得联系。"

2. 体检中护理用语

"王先生，您好！请跟随导医护士进行体检，祝您体检过程愉快！"

"王先生，您好！请坐在候诊椅上休息等候，依次体检，谢谢配合！"

"对不起，请您稍等片刻，医生马上过来。"

"王先生，您好！请坐，现在给您测量血压（采血等），不要紧张，谢谢配合。"

"王先生，您好，为了确保您的检查质量，腹部 B 超需要空腹，请问您吃过早饭了吗？"

"王先生，您好，请到洗手间取一个清洁尿杯留取尿液，再倒入试管的 $2/3$ 满即可，谢谢配合！"

"王先生，您好！您还有×科没有检查，请您跟我一起去×科，好吗？"

"王先生，体检过程中，请您保管好随身携带的贵重物品，以防丢失。"

3. 体检后护理用语

"王先生，您好，您的体检全部结束了，请于 10 个工作日后凭通知单到服务台领取体检报告，我们将为您提供免费疾病咨询。如果体检结果有特殊异常，我们会及时与您联络，请放心。请留下宝贵意见及建议，谢谢！"

"再见，请走好，祝您身体健康！"

八、门诊护理服务用语

1. "您好！您有什么问题吗？我来解答。"

2. "我解答的问题您听明白了吗？"

3. "您好！您是初次来医院看病吗？如果是初次看病请您填写就诊卡信息登记表，然后到挂号窗口挂号。"

4. "您好！您有就诊卡吗？如果有就诊卡，可以直接到挂号窗口挂号。"

5. "根据您的病情我建议您挂×科的号。"

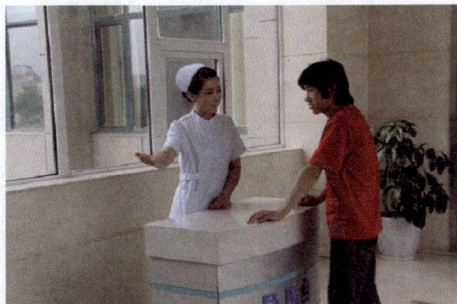

6. "看×科在×层，请这边走（用手势指引）。"

7. "做×检查在×层，请这边走（用手势指引）。"

8. "请您乘扶梯到楼上就诊（用手势指引），请慢走。"

9. "您行动不便请乘坐电梯到楼上就诊（用手势指引），请慢走。"

10. "您有什么事需要我帮忙吗？别着急请慢慢讲，我想办法帮助您解决。"

11. "您需要借轮椅，请您到咨询处借取（用手势指引）。您需要借平车，请您到急诊科借取（用手势指引）。"

12. "很抱歉，×××主任的号已经挂满了，请您看另外一个专家好吗？"

13. "您的情况比较特殊，我与主任商量看看是否能帮您，请稍等。"

14. "很抱歉，×××主任临时有急事停诊，请问您介意看同专科的医生吗？或者改期，或者办理退号好吗？……谢谢您的配合！"

15. "如您确实要看×××主任，我帮您预约下次的就诊时间吧。请告诉我您的诊疗卡号。"

16. "您前面还有××人，请耐心等候。"

17. "您好，请您说话的声音小一点，感谢配合！"

18. "您好！这里是无烟区，如您需要抽烟的话，请到楼下吸烟区，谢谢配合！"

19. "这位先生/女士，因为这位患者病情比较紧急，我们要安排他先就诊，请您谅解，谢谢配合！"

20. "请问您介意把亲属电话告诉我吗？我想帮您通知他们来接您，好吗？"

21. "我们尽快给您答复，请您留下联系电话号码？"

22. "感谢您对我们工作的鼓励！其实我们的服务令您满意是应该的，如照顾不周，请多包涵并告知我们。"

23. "给您造成不便，敬请原谅！"

24. "您好！给您约了这个时间，请按时前来检查，这是检查注意事项，请在检查前注意……检查的地点是……"

诚信做人、认真做事、以人为本、乐于奉献

25. "请问您还有不明白的地方吗？请慢走。"

26. "很抱歉！您预约的这个时间，已经预约满了，我帮您预约相近的时间好吗？"

九、导医接待患者投诉

1. "感谢您向我们反映这个情况，我们会对这种问题做仔细的调查及整改。"

2. "感谢您向我们提出宝贵意见，我们工作没有做到位，非常抱歉，我们会对当事人作出批评教育，也希望得到您的谅解。"

3. "这件事我们会向有关部门反映，尽快给您答复，请您留下联系电话号码，好吗？"

4. "您反映有熟人插队的问题，我马上去了解，给您答复。"

5. "您反映有熟人插队的问题，经过调查，情况是这样的，我院门诊实行预约挂号优先，您所说的'熟人'是已经预约挂号，他的号排在您之前，对不起，让您误解了，为了方便您下次来复诊请预约挂号。"

6. "您反映有熟人插队的问题，是我们的医生（护士）没做好，对不起，让我看看您的诊疗号是多少，我来帮您协调尽快就诊好吗？"

第四节　特殊检查护理服务用语

一、腹部超声检查用语

1. "王先生，您好！明天上午 8 点左右，请您到×层 B 超室接受 B 超检查。"

2. 交代注意事项

（1）"为了更好地看清楚脏器，从今天晚上 12 点以后到明天检查之前，您就不要吃东西、喝水了。明天早上的药也要等检查回来后再吃。"

（2）"王先生，您做膀胱、前列腺超声检查，对饮食没有影响，请在检查前 2 小时，饮 500～800 毫升水，不要将小便排出，膀胱里尿液比较充足时能够更好地看清楚脏器。"

（3）检查毕："王先生，检查还顺利吗？您先休息一下，我已给您倒好水，现在先吃早餐，饭后半个小时您的口服药请不要忘记服用。"

二、心电图检查用语

1. 检查前

（1）对可以去心电图室检查的病人："您好，×××医生为您开了心电图检查单，心电图室工作人员电话通知您下午去做检查。"并告知病人心电图室的位置。

（2）对需要做床旁心电图检查的病人："您好，×××医生为您开了心电图检查，由于您活动不便，我打电话通知心电图室的技术人员下午到床旁为您做检查。"

2. 检查后

"您的心电图检查报告出来了，恢复得不错，请您放心吧。"

三、拍 X 线片检查用语

1. 拍胸片前

（1）"×××，今天下午您要到放射科拍 X 线片。我现在给您介绍一下检查前的注意事项。您穿着病号服去就可以。拍片前，技术人员会告诉您怎么配合。请您不要佩戴项链、带铁环的文胸等影响拍片效果的装饰品。"

（2）天气冷时："请您把大衣穿上，天气凉防止感冒。"

（3）对不能活动的病人："×××，请您坐着轮椅去检查，路上注意安全。"

2. 拍胸片后

"×××，您昨天拍的胸片结果出来了，经过这一段时间的治疗效果不错，您放心吧。"

四、结肠镜检查用语

1. 通知病人做检查

（1）"×××，您好，您×日要做结肠镜检查，这两天的饮食要改为少渣饮食，不要吃含膳食纤维多的食物，如粗粮、叶类蔬菜、韭菜、芹菜、藕等，不吃油煎食物及强烈的调味品等。"

（2）"肠镜检查可以最直观看到病变部位，也有可能做活检或进行内镜下治疗，这对您的病情诊断和治疗非常必要。"

要我学，不如我要学，我要学不如以学为乐

2. 检查前晚交代注意事项

（1）"×××，您明天上午 8：00 做肠镜检查，需要禁饮食。今晚 8：00 以后就不要吃东西了，明晨 5：00 护士再给您腹泻药和大量饮水或清洁灌肠，今晚先给您准备一壶水。"

（2）"结肠镜检查在×层，到时我们会有人陪您去。"

3. 当日晨护士指导病人清洁肠道

（1）"×××，请将这杯泻药服下，同时您要尽量多喝水，这样导泻效果会更好一些。30 分钟后您可能开始大便，直到排便呈清水样就可以了。"

（2）交代检查中配合："检查中会有一些腹胀和腹痛的感觉，一般都能忍受，您不要紧张。检查时您按医生的要求配合就行了，肠镜室医生的操作非常熟练，整个检查过程也就十多分钟。"

4. 检查后

"×××，请您上床休息一会儿，因检查中取了活检，近日大便时请您注意有无鲜血或黑便，有无腹胀、腹痛等情况，有什么不舒服请告诉我们。"

五、胃镜检查用语

1. 检查前

（1）护士通知病人做检查："×××，您好，明天上午给您做胃镜检查。"

（2）护士向病人做解释："胃镜检查可以直观看到病变部位，必要时可能做活检，明确病变性质或进行内镜下治疗，这对您的病情诊断和治疗非常必要。"

（3）护士交代检查注意事项："胃镜检查前，要求禁饮食 6 小时以上，您今晚睡下后就不要吃任何食物和药物了。""检查中会有点恶心的感觉，一般都能忍受。检查前医生会给您服麻醉剂以减轻恶心、呕吐和不适的感觉。具体的按医生的要求配合就行。"

2. 检查后

（1）"×××，请您先在床上休息，一般 2 个小时后等麻醉药作用过后才能进食、喝水，以防止误吸或呛咳；您可以咽口水时就可以喝水了。"

(2)"您现在可以正常进食了，如果做了活检或治疗，这两天最好吃一些软食、易消化的食物。进食、饮水不要太热，以免出血。请您注意观察大便颜色有无发黑，或有什么不舒服请您及时告诉我们。"

六、CT 检查用语

1. 检查前

(1)护士交代检查项目："×××，您好，明天上午 9：00 给您安排了 CT 检查。"

(2)护士交代检查地点："CT 室在×层，明天我们会有人陪您去的。"

2. 检查后

安排病人休息："××，请您好好休息，医生会转告您检查结果的。"

如果病人做增强检查打造影剂，护士："×××，给您做增强检查打了造影剂，请您多喝水，以促进药物排泄。"

七、核磁检查用语

1. 检查前

(1)护士交代要做的检查项目："×××，明天上午 9：00 给您安排了核磁共振检查。"

(2)护士交代检查地点："核磁共振室在×层×处，明天我们会有人陪您去。"

(3)护士交代注意事项："×××，明天检查前，请您将手表、钥匙或项链、首饰取下来，以免影响检查。""您做过心脏搭桥手术、动脉瘤手术吗？安装心脏起搏器了吗？这些手术中可能留有金属装置，如有这些情况均不能做核磁检查。"

2. 检查后

"×××，请您多休息，检查结果医生会转告您的。"

只为了追逐个人的利益肆意而行，必然招致更多的愤怒不平

八、气管镜检查用语

1. 检查前

（1）护士通知病人做检查："×××，明天上午 9：00 给您安排做纤维支气管镜检查。"

（2）护士交代检查地点："纤维支气管镜检查在×层，明天我们会有人陪您去的。"

（3）护士向病人解释："纤维支气管镜检查可以直观看到病变部位，必要时要做活检以明确病变性质或进行内镜下治疗，这对您的病情诊断和治疗非常必要。"

（4）护士交代注意事项："纤维支气管镜检查前 4 个小时禁饮食，术前 30 分钟肌注阿托品 0.5 毫克，以减少支气管分泌物，术前清洁口腔，取下义齿，如有活动或可能脱落的牙齿，应报告医生。检查中按照医生指导进行配合即可。"

2. 检查后

（1）"×××，您好好休息，因为您喉头喷了麻药，4 个小时后才能吃东西、喝水，如果您感到有什么不舒服请告诉我们，我们也会及时来看您的。"

（2）"检查结果医生会转告您的。"

九、脑电图检查用语

1. "王先生，您好！为了早日明确诊断，我们为您预约了×日到×层脑电图室接受检查，我们会有专人陪同。"

2. 交代注意事项

（1）"王先生，为了不影响检查结果，最近几天可能要对您的口服药进行轻微的调整，但不会造成很大影响，请不要紧张。"

（2）"王先生，检查前一晚，请将头发洗一下，不要擦油上发胶等，并尽量睡个好觉，临近检查前要进餐，以防低血糖影响结果。"

（3）"王先生，脑电图检查时间将持续 24 小时，为了不影响检查结果，您最好穿全棉服装，不要拨打电话，并尽量保持全身放松。"

3. 检查毕。"王先生，检查已经结束了，如果您需要，可以洗头了，我已经通知了医生，您的用药会恢复为检查前用药，等结果出来我马上告诉您。"

十、钡餐造影检查用语

1. "王先生，您好！为了比较清楚地观察您消化道的形态、轮廓、运动变化以及黏膜等情况，请您×日上午8点左右，到×层钡餐造影室接受检查，我们会有专人陪同。"

2. 交代注意事项

（1）"王先生，请您在检查前两天不要吃动物肝脏、海带、紫菜、苏打饼干、腌制品等。造影前一天不要多吃纤维素类和不易消化的食物，如油炸食品、豆类等。检查前一天的晚餐，应以清淡少渣的食物为主，如豆浆、稀饭等。"

（2）"王先生，您将接受的是全消化道钡餐造影，在检查前一晚还应遵医嘱服用导泻药物，排空大便。"

（3）"王先生，请您在检查当天早晨禁饮食，口服药也要等到检查回来再吃，以保证您能在空腹的情况下接受检查。"

3. 检查毕。"王先生，检查还顺利吗，是不是还有些难受呢？您先休息一下，等一会儿我再来看您，有需要我们会随时过来帮助您。"

十一、内窥镜中心护理服务用语

1. "您好，请您把检查申请单给我。"
2. "请您在候诊区等候，按顺序检查，到时我会通知您。"
3. "请您到××号检查室做检查。"
4. "现在需要您采取××体位，请您配合一下。"
5. "现在需要给您做××检查，可能会有些难受，请您忍耐一下。很好，您配合得好极了。"
6. "您的检查做完了，请您稍等一下取结果。"
7. "请您拿好检查报告单，回去给医生看。"

第五章 护患沟通礼仪与技巧

随着护理学的发展和整体护理模式的改变，人性化的护患沟通成为护理工作的重要内容，它是寻求建立相互信任、尊重、配合的护患关系的有效方法。

建立良好的护患关系主要依靠护理工作中护患双方思想、感情、愿望及要求等内容的沟通与交流。良好的护患关系可以帮助病人战胜疾病，恢复身心健康，早日回归社会。

对护士来说，沟通与交流是护理工作中的重要内容，自己是主动的一方，以病人为中心，尊重、同情、信赖、关怀和理解病人，很有礼貌地称呼病人。初次接触病人及家属要主动介绍自己，让病人了解自己，使病人产生信任感，自觉地将自己融于病人之中。善于应用体贴的话语，同时多与家属交流，了解病人的详细情况和需要帮助解决的事情。

在治疗和护理过程中充分体现爱心与真诚，适时恰当地使用幽默，使病人感到很熟悉、很亲切，双方在和谐愉快的气氛中充分发挥沟通的效能。

一、护患沟通的类型

1. 语言性沟通　指沟通者以语言或文字的形式将信息发送给接受者的沟通行为。

2. 非语言性沟通　不使用语言、文字的沟通，它的信息是通过身体运动、面部表情、利用空间、利用声音和触觉产生的，它可以伴随着语言性沟通而发生。

3. 沟通的空间效应　一般距离为 1 米；亲密距离为 50 厘米内，是护理病人或使用触摸等安慰病人时的距离；个人距离为 50～100 厘米，如在为病人做解释或低声谈话时；社会距离为 1.3～4 米，如在讨论病历或开小型会议中；公众距离为 4 米以上，指在讲课或演讲时的距离。

二、护患沟通的方法

1. 注意外在形象　仪表举止等外在形象对良好的第一印象形成至

关重要，护士应做到仪表端庄，服饰整洁，面带微笑，语言和蔼。

2. 运用好文明语言 护士同患者接触最多，语言对疾病转归就显得尤为重要。护士通过安慰性语言，给患者以温暖，使患者有战胜疾病的信心。

护士应用问候性语言使患者安心，还利于相互信赖、信任。

与年轻人交谈时必须注意避免教训的语言，以免引起反感；与老年人交谈时用尊重、体贴的语言，使老年患者产生信赖和亲切感，增强交流效果。

3. 全神贯注地倾听 信息交流中最重要的技巧是应把全部注意力集中在对方。这样能使患者感到亲切和对他的关心，护士通过耐心、细致的倾听，可以全面真实地了解患者生理、心理情况，理解患者心理，倾听患者发自内心的语言。

4. 提出合适的问题 在实施治疗和护理过程中，当患者感到顾虑和不理解时，鼓励其提出问题进行有效的沟通，有助于治疗和护理及时准确地进行，以利于患者的康复。针对患者提出的问题，应以实事求是的态度，知道多少答多少，不知道的查阅有关资料后再回答。在回答时，让患者树立良好的战胜疾病的信心。

5. 同情和体贴 在与患者交往中，让患者感受到你对他的同情和体贴很重要，用一些关心、体贴的语言效果很好，要朴实自然真诚地表达自己的关心和同情，使患者真正感受到护士的同情和体贴。

6. 实际操作沟通 娴熟的护理操作技术，丰富的专业知识，一丝不苟的工作作风是确保护患沟通的重要条件。没有精湛的技术、良好的护理手段，同样不能使患者满意。护士不仅要有外表的端庄，还必须有内在的素质。

三、护患沟通的作用

1. 有利于维持和增进良好的护患关系。沟通能帮助建立一个互相信任、开放性的护患关系，为实施护理奠定良好的人际工作环境。

2. 有利于收集资料。通过沟通可获得完整的患者资料，为患者的护理提供充分的依据，促进患者的康复。

朋友之道在于平等互敬

3. 有利于解决患者的健康问题。通过沟通可澄清患者潜在的或现存的健康问题，与患者商讨有关的护理措施和护理目标，取得患者的合作，共同努力达到护理目标。

4. 有利于增进患者对护士和护理工作的理解、信任和支持，提高患者对护理工作的满意度。

5. 有利于增进患者的健康教育。向患者提供有关的健康知识和相关信息，帮助患者预防并发症，努力提高患者的自我护理能力。同时，提供有关的咨询及心理支持，促进患者身心健康和全面康复，提高护理质量。

四、护患沟通的几点要求

1. 使病人感觉到自己很受欢迎，要求护理人员面带微笑迎接病人，用眼睛同病人交流，当病人有困难时，应立即主动提供帮助。

2. 举止、穿着得体，佩戴有姓名的胸卡。

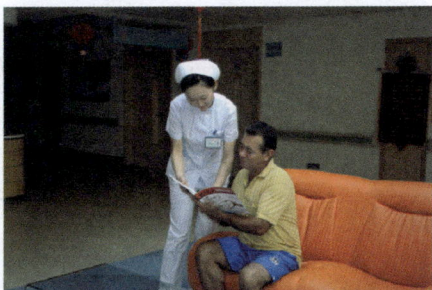

3. 保守病人的个人隐私和秘密。进入病房前尽量先敲门，得到允许后方才进门。注意谈话的内容和眼睛注视的方位，不该涉及的方面不主动涉及。

4. 对病人有礼貌，注意使用问候语。不摆架子，随时发现并主动帮助病人拿取所需物品等。

5. 细心操作，耐心护理。搬动病人时动作轻柔，触摸病人时态度文雅，注意认真倾听病人的叙述，不对病人说情绪沮丧的话或病人听不懂的话。

6. 以实际行动争取病人的理解，保持良好的护患合作。

7. 主动为病人服务。对于病人期待的事情，要优先考虑去做，并提出积极的意见或建议。

8. 为病人提供良好的修养环境，保持室内环境清洁和安静，严禁

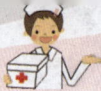

喧闹。

9. 完全彻底地做好工作，为病人解决实际问题和病痛。对于自己无法解决的问题，要为病人介绍有能力解决的人。

10. 注重团队精神的培养，像帮助自己一样去帮助周围的同事。相互之间充分信赖，经常交流探讨，不夸大传闻，用心维护整个团体的利益。

随着社会的全面改革，基层医院要想在医疗市场站稳脚跟，不仅要给就医人群良好的服务，而且要把抓服务质量放在首要位置，以赢得患者的认可和信任。在对就医者的服务过程中，处理好护患关系是一个非常重要的问题，关系到医院的生存和发展。

五、处理好护患关系

1. 良好的服务态度　良好的服务态度是改善护患关系的基础。良好的服务态度是能体现护士的休养、专业知识和文化内涵的。主要表现在护士的一言一行上。护士言语要态度和蔼，不尖酸刻薄，应给予患者恰当的关心，如询问病情的好转等。在病人需要了解疾病及相关知识时，应用自己所学专业知识，用简单易懂的语言认真地向病人解释。

例如：迎病人入院，送病人出院时，做到

①面带微笑迎送病人，应用合适的称呼。

②日常护理应着装整洁，文雅大方，在不同病人面前扮演不同角色，满足病人的合理要求；同病人讲话时要态度温和，声音轻柔，语言清楚易懂，交谈过程中要注意病情观察，了解病人的心理状态，及时解决患者所反映的问题；操作时动作应当轻巧柔和。

③护士在做病房管理时应衣帽整齐，精神饱满。

2. 良好的语言交流　语言是人际交流中最普遍、最有效的方法，而良好的语言在护理人员与病人的交往中起着重要的作用。它不仅可以促进交往，改善护患关系，也可增强病人的治疗信心。护士良好的语言对病人的康复具有重要作用，因此，护患之间的交流应注意语言的使用。

护士的职业语言必须具备四性：文明性、安慰性、治疗性、规范性。

(1) **礼貌性语言**　如对病人应使用"请"、"您"、"对不起"、"别着急"等温和的语句，以体现对病人的尊重，从而减少不必要的矛盾与纠纷。

例如：给一位患者静脉输液时，应说："您好，我现在要为您输液了……请你配合。"对积极配合完成治疗任务的患者应表示感谢，说声："谢谢你的合作。"由于操作不熟练或某种客观原因影响治疗任务完成或增加患者痛苦时应表示歉意，说声"对不起"，从而获得患者的谅解。

(2) **解释性语言**　病人在就诊过程中常常提出一些与疾病相关的问题，希望得到解释。如提出自己患的是什么病，怎么会得这种病，能治好吗，生活起居及预后注意事项有哪些，护士有责任对这些问题作出合理的、有根有据的解释，在解释时尽量少用医学术语，用最形象化的比喻方法，让病人明白其中根由及发展预后，使病人更配合治疗，医疗质量得到提高，也融洽了护患关系。

(3) **安慰性语言**　病人来医院就诊，进入陌生环境，对医护人员的语言非常敏感。尤其是长期生病及重病患者，在护理过程中绝不能对他们的过激行为采取批评、抱怨、伤害性的语言，应针对不同疾病、不同心理状况的患者，用婉转的语言疏导、安慰、鼓励他们，使病人能保持良好的心态，增强战胜疾病的信心，接受并配合治疗。

(4) **讲究语言的科学性**　对病人提出的各种问题，要以科学为依据去解释和判断，不能因为病人不懂而信口开河。如患者病情很重而护理人员说不重。再如病人预后不良，而护理人员却说良好。这种误导性的解释是不符合医学科学的，虽然护理人员是想尽量安慰病人及家属，但反而会起到适得其反的效果，使家属和病人感到失望，甚至最终导致医疗纠纷。

(5) **保护性语言**　尤其是患疑难重病及癌症和精神病的患者，心理承受力脆弱，一旦知道，容易精神崩溃、胡思乱想、睡不安寝，病情进展相当快，所以护士应避免使用刺激性语言，杜绝粗鲁蔑视的语言和表情，不能告知其真实诊断和病情。

六、职业语言美的特点

准确：就是想让表达的意思叫人一听就清楚。

坦然面对别人和自己

简洁：具体可行，形象性强，好记好用。

富有感情：就是把自己摆在病人和病人家属的位置上换位思考。

七、熟练的业务技术和良好的道德品质修养是搞好护患关系的关键

1. 护士应精通业务及专业如识。作为护士首先应热爱护理事业，刻苦钻研护理知识，对护理技术精益求精，要有勇于奉献的精神，忠于病人的利益，对病人高度负责。

2. 应加强护士个人道德品质修养。对病人一视同仁，主动、热情、微笑，护患之间是平等的同志关系，每个人都有其特定的社会背景、思想及对外界的心理反应。这就要求护士设身处地地为病人着想，怀有恻隐之心去关心、同情、帮助病人，使病人身心都得到关爱。护士在病人面前要克制自己的情感，将生活中的一切烦恼、家庭琐事抛在工作之外，全身心投入到为病人的护理工作中。

3. 满足病人的需要。每一个患者由于年龄、文化、心理、社会关系的不同都有不同内容的需要，作为护士应竭尽全力满足患者的需要。

4. 树立一切以患者为中心的人本服务理念和法律意识。

（1）医院要想生存和发展就必须改变观念，提高医疗护理水平，否则就会被时代所淘汰。做到五个有利于：有利于方便患者；有利于减少患者的痛苦；有利于改善患者的休养环境；有利于缩短患者的就诊住院时间；有利于减少患者的经济负担。

（2）随着社会发展，人们的法律意识逐渐增强，维权意识在就医过程中尤为突出，医疗纠纷也呈日渐上升趋势。在对患者进行治疗护理过程中，要求护士要严格按照规章制度进行每一项操作，完成各种护理记录单，避免医疗护理纠纷的发生。

护理人员在与患者的交往中，必须做到礼貌、亲切、诚恳、热情友好，并要求语言表达清楚，时间观念准确，避免使用刺激和伤害性语言。要使用病人易懂、易理解及安慰和愉快的语言，这样才能促进患者疾病的康复，使护患关系得到和谐。

护士与患者沟通

护士要有请必到，有问必答，百问不厌。护士接待家属要耐心，解释病情要细致。抓住机会，主动接近病人，并将自己的姓名、职责向病人作简单介绍。比如说："你在这儿有什么事，请找我，不必客气。"就像先给病人吃一粒"定心丸"，从而减轻了病人陌生孤独甚至恐惧的感觉，产生被人重视、有人负责的踏实感、安全感。

护士长与患者沟通

每天早上，护士长交接班的时候都要亲切微笑地问候病人："您昨晚睡得好吗？早餐吃了吧？如果您有什么要求，请随时告诉我们，只要是我们能力范围内，我们一定会尽全力满足您！"这样一句简单的问候，在我们看来其实微不足道，而在病人的心里就像一股暖流，温暖着他们那被病痛折磨而脆弱的心。护士长在各种场合应该学会随机应变，可以让人觉得她有高超修养、待人至诚。

八、护患语言沟通的五个要素

1. 多听　尽量让患者倾诉、宣泄以做出准确解释。

2. 掌握　掌握病情、检查结果和治疗情况，掌握患者医疗费用情况及患者、家属的社会心理状况。

3. 留意　要留意患者的文化教育程度、情绪状态、对沟通的感受、对病情的认知程度和对沟通或交流的期望值。

4. 避免　避免使用刺激对方情绪的语气语调语句，避免压抑患者情绪改变患者观点，避免使用患者不易听懂的专业术语和词汇，避免强求患者接受医生的观点、意见和事实。

5. 注意　注意语言的规范性、礼貌性、情感性、保密性、针对性和灵活性。

九、护患交谈的注意事项

1. 正确称呼患者，主动自我介绍。人们对别人对自己的称呼是十分敏感的，在护理活动中，护士称呼患者应根据患者的身份、年龄、职业等具体情况，因人而异力，要求准确恰当。绝对避免直呼患者床号和姓名，以免遭患者反感，影响护患沟通。

2. 保持合适的距离、姿势、仪态及眼神接触，使交谈自然得体，保证沟通效果。

3. 安排适宜的交谈环境，根据患者的需要使用适当的交谈类型及交谈过程，尤其是对具有沟通障碍的患者，以保证交谈的顺利进行。

4. 尊重患者隐私及拒绝回答问题的权利，避免使用批评、威胁或阻碍沟通的语言，以免引起患者反感甚至侵犯患者的权利。

5. 防止出现下列干扰交谈进行的不当沟通方式：突然改变话题；不适当的保证；过分表示自己的意见；连珠炮式的提问；对患者的问题答非所问；对患者的行为加以猜测；过早下结论。

十、护患沟通案例启示

为了有效地提高护理人员的沟通能力，掌握沟通艺术，特从日常的护理服务中选取几个沟通案例，以达到启发的目的。

例1：入院

一位高龄患者因脑出血昏迷收治入院。三位家人神色慌张地将其抬到护士站。当班护士很不高兴地说："抬到病房去呀，难道你让他来当护士。"护士虽然不高兴，但还是带领家人将患者抬到了病房，并对患者家属说："这里不许抽烟，陪人不能睡病房里的空床……"

此时一位家人突然喊道："你是不是想把我们都折磨死。"

启示：沟通要充分考虑当时的情境，在不同的情境里，你要学会扮演不同的角色。

例2：发药

李师傅因胃炎、高血压住院。护士早上为他发药。

"李师傅，早上好！昨天晚上睡得好吗？今天感觉怎么样？您现在应该服药了，我给您倒水。这是胃动力药，您感觉上腹部胀痛，胃动力药就是增加胃的蠕动功能，减轻胃胀，所以要在用餐前30分钟服用。"李师傅服完药问护士："你落了一种药吧，医生说要服两种。"

护士微笑着说："噢，你记得很清楚啊，是还有一种药，专门治疗

把事做好的唯一方法，是把眼前的工作当做你一生唯一的事情来做

高血压，不过是每 8 小时服用一次，到时间我会送来的。一定记着半小时后进餐，饭菜要清淡一些，这样容易消化，您好好休息。"

启示：护患之间始终存在着信息不对称，要学会站在患者的角度考虑问题，在沟通中你要让患者感觉到：你是在用心服务，而不仅仅是为了完成任务。

例 3：了解病情

某护士向病人询问病情。

问："你现在腹部痛还是不痛？"回答："不痛。"

问："昨天吃饭好还是不好？"回答："比较好。"

问："你昨晚睡眠好不好?"回答："不是很好。"

启示：沟通时如果需要提问，尽量不要使用封闭式的提问，而是尽量使用开放式的提问，如果假设性的提问应用得恰到好处，会收到非常好的效果。

例 4：为患者祝福生日

康复科护士小芳在给患者王伯扎静脉点滴时，听到王伯的女儿说："爸，后天是你的生日，可我正好要出差，是和单位的同事同行，我就不能给您过生日了，等我回来后补上，现在就祝福您生日快乐!"王伯说："我这么老了，还过什么生日，又不是小孩子。"到了王伯生日那天中午 11 点半，康复科的全体护士来到了王伯的床前，小芳手捧着鲜花，小丽提着蛋糕，她们齐声说到："祝王伯生日快乐!"王伯看到这情景，一时不知说什么好。

启示：细节决定气节，微小的细节正是服务创新的重要材料，也是沟通中闪亮的火花。

十一、护患冲突的处置技巧

1. 深呼吸法　人际冲突的处理最忌讳当事人情绪激动、不冷静，而深呼吸是一种最有效控制情绪激动的方法。当护士感到自己被他人激怒时，马上深呼吸，可达到快速控制情绪的效果。

2. 换位思考　指护士站在病人的角度想问题，理解病人的需求与不满。

例如："假如这个病人是我，或假如这个病人是我的家人。"若能换位思考，对病人反映的问题则会及时给予协调解决。如确实工作忙不能及时满足病人的要求，可以先做解释工作，请病人理解体谅，然后尽早给予协调解决，避免护患冲突发生。

3. 转移法 有些病人的不满情绪并非真的指向护士，而却把不满发泄于与之接触的护士，此时护士不要与病人直接对抗，可把病人的不满淡化转移。

例如：病人对饮食有意见，或对没能及时安排上手术有意见，或是对收费不够明细有意见，面对护士发火、抱怨、愤愤不平。护士应运用转移法，避免针锋相对。可以这样讲："没能给您安排上手术我能理解您的心情，我帮您问问医生是怎么回事。"

4. 冷处理法 有些病人因疾病而情绪不稳定，有时对护士发火，如肝脏疾病病人、癌症病人等。病人在气头上，不要急躁地去否定对方，要冷静回避矛盾。此时护士宜采取回避或沉默的方式，避免同病人发生冲突。可与病人暂时隔离，待病人情绪稳定后再接触。或分析情绪激怒的原因，给予协调解决。

5. 选择性耳聋 有时病人讲的话不一定有道理，也不一定好听，护士应采取的措施是听而不闻，视而不见，不与病人斤斤计较。要告诫自己，在情绪状态中，宽宏大量是君子之为，是医者大德。

6. 协助法 当护患矛盾已经发生时，其他护理人员不应旁视，应立即上前妥善处理已经发生的矛盾。可先请当事护士暂时回避，减轻当事人与病人的正面冲突，然后代其道歉并耐心听病人把话说完，了解病人要求的合理性，协助解决病人困难，帮助化解矛盾和误会。如纠纷呈升级趋势时，应及时请护士长或其他领导出面调解弥补。

十二、语言交流中的禁忌

1. 禁忌过多使用专业术语 过多使用专业术语会导致病人理解困难。如护士对一位肾炎病人进行症状评估时，可能会问"您尿频吗？"就不如问"您小便的次数多吗？一天几次？晚上尿多还是白天尿多？"更直接明了。对一位服用强心类药物的病人，护士询问其有无不良反应时可能会问"您有黄视和绿视吗?"若改为询问"您觉得看东西是黄颜色或者是绿颜色吗?"或"您眼前发黄发绿吗?"更易为病人理解。

2. 禁忌说话含糊其辞　有些护士说话含含糊糊,语义不准确,对病人的询问闪烁其词,如"我不清楚,你问医生去!"或者"做有危险,不做也有危险,你自己看着办吧。"这会影响信息的准确性,增加病人的思想负担。

3. 禁忌语调冷漠　对病人缺乏必要的解释和说明,语调冷漠,会使病人处于拘谨状态。

4. 禁忌语速不适当　语速太快,影响语言的清晰度,病人听不清、记不住;语速太慢,病人怀疑病情被隐瞒,无端增加心理负担。

5. 禁忌方式欠灵活　护士交谈采用的方式千人一律,不能以人为本、因人而异,导致交谈效果不理想。实际上,对不同年龄、不同性别、不同心理状态、不同文化、不同民族的人采用的交谈方式都可以不一样。对小孩子要和声细语像姐姐、阿姨,对老人要关怀体贴像亲人、儿女。

6. 禁忌态度不坦诚　护士对病人不讲真话,不守诺言,其结果是人为地破坏了护患间的信任关系,影响了相互合作。

十三、沟通技巧在护理工作中的应用

1. 与愤怒患者的沟通　一般情况下,患者的愤怒都是有原因的,采取不理睬、回避的态度是不适当的,这种态度有时会缓和患者的情绪,但有时也会激化患者的愤怒情绪,此时护士不能失去耐心,被患者的言辞或行为激怒,应认真倾听他们的诉说,了解和分析他们愤怒的原因,之后安抚他们并尽量满足他们的要求。有的患者被诊断患了严重的疾病之后一时难以接受,而以愤怒来发泄他们的情绪,这时护理人员应尽量给患者提供适当的环境,理解、同情他们,让他们发泄心中的不快,使其身心尽快恢复平衡。

2. 与病情严重患者的沟通　与此类患者沟通时,护理人员应注意观察患者的病情变化,体力能否坚持,同时说话简短,声音轻柔,一次说话时间不宜过长。对意识模糊的患者,可采用一句话反复与之交谈,强化刺激的方式；对昏迷患者，触摸是一种有效的沟通方法，无论他是否感知到，反应如何，都应反复地、不断地试图与其沟通。

3. 与要求太高患者的沟通　一般过分要求的患者可能认为自己患病后没有引起他人足够的重视或同情，从而以苛求的方式引起他人的重视。此时，护士应多与其沟通，允许患者抱怨。在对患者表示理解的同时，可用沉默或倾听的方式使其感受到护士的关心和重视，但对其不合理要求要进行一定限制。

4. 与抑郁与悲哀患者的沟通　抑郁患者由于反应迟钝，往往在说话、动作方面比较慢，同时注意力不集中。悲哀患者则主要是多种原因（如疾病疗效不佳、病情加重、丧失亲人等）引起而情绪极不稳定。对抑郁患者，沟通时应语言简短、温柔，必要时多重复几次，同时对患者的反应及时给予回应。对悲哀的患者，沟通时护士应允许他们用哭泣的方式将心中的哀怨发泄出来（哭泣有时也是一种有效的、利于健康的反应），此时，护理人员应陪伴在患者身边，为其准备毛巾、开水等物，同时鼓励患者倾诉悲哀的原因。如果患者说他（她）想独自安静地待一会儿，应给他们提供适当的环境，还可应用鼓励、倾听、沉默等技巧表示对患者的理解、关心和支持，多陪伴患者，使其尽快度过悲哀，恢复平静。

5. 与感知、感觉有障碍患者的沟通　这类患者由于视力受损或年老、病重等原因，对护士传递的信息反应较慢，故在沟通时应注意：

（1）告诉患者你来了或你离开了病房，这一点非常重要，也是对患者的尊重。因为这类患者视力差，看不见护士的到来与离去。如果护士突然出现在他的面前或突然开口说话，他会感到惊恐、不安，情绪波动，对病情造成负面影响。如果你因事离开而不告诉他，可他仍在不停地说话，这也是一种不礼貌的行为。所以，当护士进入或离开病房时都应该告诉患者，并通报自己的姓名。

（2）给患者足够的时间反应，沟通时放慢说话节奏，语调要平稳，让患者有一个理解、回答的过程，切忌催促，出现不耐烦情绪。

（3）选择合适的沟通环境和时间，鼓励患者表达自己的感受。特别是视力减退、病重或生活不能自理的患者，容易产生厌世与被嫌弃的心理而烦躁、焦虑，不利于病情的恢复，护理人员应鼓励他们将心中郁闷

　能够把简单的事情天天做好，就是不简单

吐出，树立生活信心。

（4）与尚有残余视力的患者交谈应面对患者，与患者保持较近距离，便于与患者进行非语言的沟通，让患者理解、观察非语言的沟通意思。

（5）在任何手术、操作开始之前都应向患者详细解释。因他们视力受损，对身体语言的感知能力下降，所以对周围的声响，护士应加以说明，尽量避免非语言表达方式。

6. 与听力受损患者的沟通　听力受损但尚有残余听力的患者，沟通时护士应让他看到自己的面部和口形时才开始说话，以增强语言的表达识别效果，弥补由于听力受损造成的沟通障碍。在与患者交谈时应选择安静的环境，避开探视时间，交谈时适当大声，但避免吼叫造成患者误解。另外，听力下降的患者同样也有感知方面的障碍，因此，在沟通时护士应与其距离靠近，必要时贴近外耳，同时还可以采用其他方式（如卡片、书写等）以弥补口语沟通的不足，对由于手术等原因引起的语言沟通障碍（如全喉切除患者），可在术前与患者约定，如患者竖拇指表示"好，舒适"，竖食指表示"要喝水"，伸双指表示"难受"等，如患者视力尚好，可用写字板、卡片写字或画一些特殊符号、图画、标识来传递信息，再辅助身体语言，如手势、面部表情等。

十四、护患沟通技巧临床实例

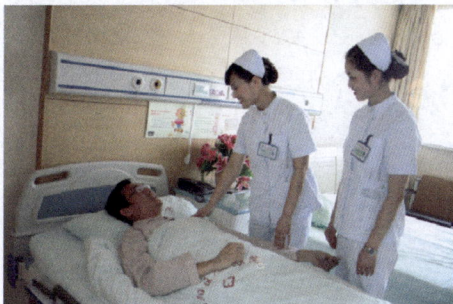

1. 说服他人的技巧　在临床护理中，护理人员会经常碰到患者对检查、治疗、护理、饮食、休息等问题不理解、不合作或难以接受的情况，常常需要护理人员耐心地解释和说服。怎样说服他人呢？从对方的利益出发，达到说服目的。

例：肿瘤患者放疗时，每周测一次血常规，有的患者拒绝检查，主要是因为他们没意识到这种监测的目的是保护自己。

护士："王大嫂，请抽血！"

患者（拒绝）："不抽，我太瘦了，没有血，不抽了！"

护士（耐心地解释）："抽血是因为要检查骨髓的造血功能，例如，白细胞、红细胞、血小板等等，血象太低了，就不能继续做放疗，人会很难受，治疗也会中断！"

患者（好奇）："降低了，又怎样呢？"

护士："降低了医生就会用药物使它上升，仍然可以放疗！你看，别的病友都抽了！一点点血，对你不会有什么影响的。"

患者（被说服了）："好吧！"

2. 说服时要考虑对方的自尊心，不要随意批评 因为考虑问题的角度不同，人们会选择不同的行为来维护自己的权益。在说服过程中，一定要注意考虑对方的自尊心，不要随意批评。

如"那你不能这样做！""你怎么能这样做呢？""你怎么又不抽血呢？就你主意多！"……

这些批评人的话，容易引起对方反感，反而达不到目的。

3. 恰当运用心理暗示

例：患者胡某，男，49岁。入院诊断：肝癌晚期伴骨转移。全身疼痛，肌注强痛定止痛，效果不明显，医嘱肌注生理盐水两毫升。

护士："胡先生，好些了吗？"

胡先生："唉哟，痛死我了，干脆死了算啦。"

护士（语气坚定）："别急，现在医生要给你打一针效果比较好的药，以前的患者用过这种药后，都止了痛，你要相信自己用后也会有这样的效果。"

胡先生顺利地接受治疗，半小时后，护士来到病床前。

护士（关心地）："胡先生，好些了吗？"

胡先生："好些了，多谢你们。"

4. 保持情感的同步

例：李老师5个月的孩子患了重症肺炎，医生说要住进重症监护室，看着孩子急促的呼吸，轻度紫绀的小嘴，她没了主意，忐忑不安地交了住院费，匆匆忙忙地来到了住院部ICU病房的门口按了门铃，护士小张走到李老师跟前，摸摸孩子的头并亲切地问："是住院吗？"

李老师说："是的，孩子病得好重。"

小张说："别着急，快进来吧，把孩子交给我，我们已接到急诊室的通知，准备了氧气，马上给她吸氧。您坐这里稍等一下，医生马上过来问病史。"

孩子低声呻吟着，李老师不情愿地将孩子交给了小张，小张见状边接过孩子边说："宝宝好可爱，有四五个月了吧，长得好乖，阿姨抱抱。"

小张轻轻地接过宝宝，哄个不停，宝宝也不哭不闹了，李老师顿时觉得放心了。找准感情的共同点，有效沟通就有了良好的开端。

5. 巧化阻力为助力

（1）当患者愤怒时，护理人员千万不能以愤怒回报，应先安抚患者保持冷静："您先别生气，我相信会有好的解决方法的。""生气不利于你身体的康复！"……

待对方心平气和后，再讨论问题所在，分析患者生气的原因，消除其中的误会，并采取有效措施，在不违反原则的前提下，尽量使患者满意；如果患者觉得自己也有不对的地方，则立即表示不会介意此事。

（2）当患者不合作时，护理人员切忌一味指责患者或表示不满，可找个悠闲一点的时间交谈，如下午（治疗少）、患者午睡后、情绪稳定时。根据对患者的了解可采取不同的方法。如患者是直爽的人，不妨开门见山："小李，你为什么拒绝做CT呢？"患者会顺着话题说下去，也就可以找到症结所在，妥善解决。如果患者是沉静、敏感的人，护士注意察言观色，谈话时点到为止。

（3）当患者冷漠时，如果不是感官上的沟通障碍，如视觉障碍等，则通常是以下三种情况。

①患者心不在焉，急着做别的事情，忽略了护士的存在，此时，护士可以说："您先忙，我等会再来！"更好的方法是帮助患者解决或思考患者所想的问题，使护患关系更融洽。

②患者对某护士的言行有意见，虽然没有说出来，但放在了心里。

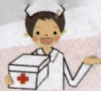

此时，护士如果有所察觉，应该反省，主动关心、帮助患者，使患者感受到护士的责任心和爱心，前嫌自然消失。

③患者病情恶化时，会情绪低落，沉默寡言，对护士的各种关心表现冷漠。此时护士应同情、体贴患者，为患者做好各项治疗和护理，操作尽可能注意力集中，动作轻柔。

医者之爱的最高境界莫过于爱病人

第六章　情景示范实例

情景一、护士与病人亲属的关系沟通

王先生因车祸致颅脑外伤，入院即行颅内血肿清除术。现已是术后第五天，仍昏迷不醒。由于病情危重，他的儿子一直陪伴在身边。值班护士正在办公室写护理记录。这时王先生的儿子来到办公室，说液体快输完了。

值班护士立即停下记录，先到治疗室去加药，这时王先生的儿子又一次来到办公室，很不耐烦地提高嗓门说："怎么搞的，等了那么长时间还不来换液体？病人的病情这么严重，我们都急坏了，你们倒好，总是慢吞吞地不着急！"

处理方法：

1. 护士："我正在配药，要配好了药才能来换吊瓶。你急什么？我又没有闲着。"

评价：护士并没有意识到自己考虑不周的问题，而是觉得委屈，因为自己并没有做错，病人亲属不应该责怪她。虽然也解释了耽搁时间的原因，但态度很不冷静，也很不客气。结果可能会引起更激烈的争执。

2. 护士：护士板着脸，一言不发，走到病房换上液体瓶，调节好输液速度，然后默默地离开了病房。

评价：护士同样没有意识到自己考虑不周的问题，也是觉得委屈。但她看到病人亲属的情绪比较激动，意识到如果自己也冲动起来，势必使矛盾激化。所以她强忍着自己的委屈情绪，一言不发地完成了换液体瓶的工作。但她与病人亲属间的矛盾并没有化解，而是搁置和积累起来了，下次有可能因为别的原因而再次发生冲突。

3. 护士：（一边配制药液一边说）"哦，对不起！让你等急了。你父亲的病情确实比较严重，我能理解你。因为药液要现用现配，所以耽搁了一点时间，请你谅解。"（走进病房更换了液体瓶，调好输液速度后离开病房）

评价：护士已明显意识到自己事先没有和病人亲属做好解释，是自己工作中的不足，她主动承担了责任，所以先向病人亲属道歉，再和气地解释了原因。这样就可以取得病人亲属的谅解，化解矛盾。

4.（当王先生的儿子第一次来通知护士液体快输完了时，护士先到病房看了一下）护士：（对王先生的儿子）"液体还有一点没输完，我去准备药液，需要等一会儿，请你不要着急。"（王先生儿子点头表示领会）

护士：（准备好药液来换液体瓶）"刚才主治医生说你父亲的情况还比较稳定你不要过分担忧。（王先生儿子点头）好了，我过一会儿再来看你父亲。"（调节好输液速度后离开病房）

评价：这是在当时情况下最佳的沟通方式。护士接到病人亲属的通知后，先到病房观察了一下病人的输液情况，并向病人亲属说明了需要等待的原因。在换液体瓶时，还顺便向病人亲属传递了有关病人情况的信息，这是病人亲属最希望知道的。从这段沟通可以看出，护士对病人亲属既关注又善于移情，因而能很好地体察病人亲属的需要，并真诚地给予帮助，体现了对病人亲属的尊重。经过这样的交往与沟通，护士与病人亲属的关系会得到很好的发展，这对进一步取得病人亲属的支持与配合是十分有利的。

情景二、与愤怒者的交往与沟通

孙先生是一位外地来本市联系业务的销售员，40岁。在外出游览的时候，不慎从山坡上滑下来，摔得不能动弹，后来被人发现并送到附近的区医院治疗。他的右脚严重扭伤，头部和其他部位还有多处擦伤和青肿，眼镜也摔碎了。经紧急处理后，医生为了防止发生意外，留院观察。但孙先生想要马上出院。为了安全起见，医生还是让护士送他到病房住下。到病房，孙先生发现连手机也摔坏了，无奈之下就对护士大发脾气：

"喂！护士同志，我来这里是工作的，不是来休养的，我不住院！我的头还是好痛！住院管什么用？"孙先生拉大嗓门、怒气冲冲的讲话，看上去非常着急。

处理方法1：

护士：面对大声嚷嚷的病人，护士强忍住自己的怒气，什么也没说就走开了。

评价：护士没有理解孙先生的处境，也不关心他的困难和要求，没

所有的失败，与失去自己的失败比起来，更是微不足道

有为病人解决任何问题，但护士的克制避免了更激烈的对抗。

处理方法 2：

护士："你嚷什么？自己摔伤了能怪谁？我们医院的条件在几所区医院当中算是不错的了。要你在这里观察两天，完全是为了你好，你还乱发脾气，怎么这么不讲理。"说完，扭身走了。

评价：护士过分计较病人的态度，并加以指责。没有表现出对病人的同情和理解，这样只会引起病人更强烈的反感和对抗，后果严重。

处理方法 3：

护士：（倾听并关注地注视着病人）"孙先生，我能理解您的心情。不过这也是没有办法的事，您还是冷静对待才好。您的伤势医生已经检查过了，认为观察两天没事就可以出院了。万一有变化，我们也会紧急处理，或转院治疗。至于业务方面，您看这样行不行，我们医院设有公用电话，您可以先打电话跟公司说一声，行吗？您现在行动不方便，我可以用轮椅推您去。还有什么事需要我帮助解决的，您尽管说，我一定尽力帮助您。"

病人：（情绪冷静下来）"嗯，谢谢你了……"

护士："不用客气，这是我们应该做的。您也不要担心我院的医疗水平，我们医院虽是一家区级医院，但是我们的医疗条件和技术在本地也是名列前茅。"

病人："噢，是吗？那我就放心了，谢谢你！刚才是我态度不好，对不起了！现在能不能麻烦你先带我去打个电话。"

护士："好的，请稍等，我去推轮椅！"

评价：护士表现了对病人的理解和同情。然后针对病人的问题，合情合理地帮助病人权衡"去"或"留"的利弊，有效地缓解了病人的急躁情绪。最后护士适时地满足了病人打电话的需要，更有效地消除了对抗，使病人终于意识到自己的言行失当而向护士道歉。

情景三、中午或晚上护士人员少，有危重病人入科，往往容易发生护患冲突，患者往往因不能及时得到治疗，而把怨气发泄到护士身上，如果护士不能理解，又解释不清时容易发生护患冲突

处理方法：护士要拥有一颗同情心，换位思考，体会病人来到医院

的焦躁情绪，面对病人的激惹、挑剔给予理解和同情，增加自己的责任感，为患者的康复尽自己最大的努力，这样就会得到病人的尊重，同时也可以增进护患关系。接到危重病人入院通知时，应迅速安排好床位，准备好急救物品和药品；当病人入科室时立即热情迎接，并做好解释工作；立即呼叫值班医生查看病人，及时执行医嘱，保证治疗、护理及时到位。无论遇到任何事，我们首先要稳定自己的情绪，同时做到保持高度的理智，处乱不惊，从容应对。

中午一位肠梗阻病人入院

病人家属："护士，快点给安排个床位吧，病人疼得受不了了。"

护士："好的，我马上安排，请您先扶病人在凳子上坐一会儿……床位已经安排好了，我现在送你们去病房吧，请跟我来。"

病人家属："病人疼得厉害，赶紧让医生来看一下吧。"

护士："好的，我已经通知医生了，医生马上就过来。我先给病人量一下体温和血压。"

病人家属："要不先打个止痛针吧，我看他疼得不行了。"

护士：（对病人）"请您先忍耐一下，现在还没有确诊，不能随便打止痛针，等医生看过您，确诊之后再做治疗好吗？"

（医生看过病人，开好医嘱）

病人家属：（来到护士站）"护士，什么时候给输液啊？病人现在很疼！"

护士："医生已经开好医嘱，我正在执行，先给病人打一个止痛针，这样疼痛能缓解一点，然后再输液，请您先回病房稍等，我配好药马上就去。"

病人家属："好的，快点啊！"

……

护士："张大叔，您现在感觉好点了吗？"

病人："嗯，比刚才疼的轻多了。"

病人病情稳定，护士向病人及家属交代完各种注意事项之后离开病房。

情景四、医院为防止患者欠费、逃费实施"欠费不摆药"制度，如患者未能及时补足预交金，一旦停止用药，患者多数会将矛头指向护士，此时护士应如何应对？

处理方法：及时告知患者与之有关的诊断、检查、治疗、医疗收费等信息，耐心做好解释工作，以保证患者享有知情权，使患者能积极配合医疗及护理。

护士："王先生，您好，您的住院押金不够了，为了保证您得到及时的治疗，请您到一楼住院处去续交押金。"

王先生："怎么又要交押金，我已经交了两千元，才两天的时间就不够了？都花在哪里了？"

护士："您先别着急，我这就给您解释。您入院后因为要准备手术而做了一些化验和检查，现在手术做完了，您的押金里面已经扣除了手术的费用，而且还要做术后的治疗，所以您交的押金快用完了，如果您还不明白，你可以看一下住院病人一日清单，那上面您每一项治疗的费用都很清楚，您看看就知道了。"

王先生："哎，一个小小的阑尾炎手术要花这么多钱啊！不过我今天没带那么多钱，明天再交吧。"

护士："不好意思，王先生，我们为了不耽误您明天的治疗，需要今天就把药取回来核对摆药，如果方便的话，请您今天就去交吧，以免影响您明天的治疗。"

王先生："我又不会跑掉，你们先把药取上来不行吗？我明天会交上的。"

护士："对不起，我们也希望这样，但医院现在是电脑网络统一管理，如果您的费用交不上，药房就不发药，所以请您谅解，尽量早点把押金交上好吗？"

王先生："还这么严格啊？真是麻烦！不早点说。"

护士："（微笑）以后我们会注意改进工作，及时告诉你有关住院费用的信息，如果押金不够我们会提前通知您的。"

王先生："那好吧，我尽量交上，可别耽误治疗啊。"

护士："谢谢您的配合。我们会及时为您治疗的，请放心！如果还有什么疑问，请随时来问我。"

情景五、病人刚入院或手术后，或病情危重时，陪伴或探视人员较多，不符合医院管理规定，病人及家属又坚持要陪，护士怎样劝解家属离开？

处理方法：从病人的角度劝解病人家属离开。如："您好，我是当班护士小李。请病人家属离开病房好吗？病人刚做完手术，术后需要安静休息，而且病房人多，室内空气不好，容易造成交叉感染或手术切口感染。你们的心情和亲情我们能理解，希望大家为了病人的休息和康复，只留下一人陪伴，其余的人可以改日在探视的时间再来看望病人，请配合我们的工作，谢谢!"

情景六、病人要求更换床单或被套，而科室暂时没有干净的床单或被套，不能马上满足病人的需要时，护士应该如何处理？

处理方法：先向病人解释，然后想办法满足病人的要求。

护士："张阿姨，您好，因为现在住院病人很多，病房的库房里暂时没有干净的床单或被套了，我已派人去别的科室借了，请您稍等一会，我尽快给您更换。"或："李阿姨，您好，病房的库房里暂时没有干净的床单或被套了，我已打电话通知洗衣房的工作人员，他们会尽快送过来，请您稍等一会儿给您更换，好吗？谢谢!"

情景七、病人发热，或有某些不舒服，想找医生了解治疗或检查情况，医生又不能马上到病房时，护士应该如何解释和处理？

处理方法：要重视病人所反映的情况，关心安慰病人并及时正确地处理。

（病人发热或感到不舒服想找医生时）护士："您好，小王，我已将您的情况向值班医生报告了，他正在抢救×床病人，并且已经开好了用药医嘱，我马上执行，等×床病人病情平稳后，医生会马上过来看您，您看这样行吗？"

（病人想了解治疗或检查情况时）护士："您好，小王，负责您的王医生上午出专家门诊（或正在给病人做手术），我先帮您查看检查结果。您的血常规和生化检查均正常，心脏彩超结果也正常。请您放心，等王医生回来后让他马上去看您。"

情景八、病人病程较长，治疗效果不理想，不想再继续治疗了，护士为他输液或注射时被拒绝，此时，护士应该如何处理？

护士："您好，这两天感觉怎么样？"

病人："不好，液体也输了，效果不明显，每天晚上肚子还是很痛。这药到底管不管用啊？"

护士："是吗？您先别急，因为急性胰腺炎的恢复要有一个过程，不可能输一两天的液体就好了，这样吧，我跟医生反映一下您的病情。"

医生看过病人，调整了用药剂量。

第二天上午看病人时，病人高兴地说："好多了，见效了，现在肚子疼得比以前轻多了，谢谢您！"

护士："太好了，您现在看起来精神好多了，真替您高兴。这种病恢复起来比较慢，希望您不要着急，安心配合我们的治疗。"

病人："好的，谢谢你们。"

情景九、病人认为病区环境嘈杂，影响休息，如同病室其他人打呼噜，或同病室其他病人或陪伴人员不能保持安静，大声说话，收音机声音大，陪伴探视人员多等，护士怎样调节病区病人之间的关系？

处理方法：

1. 如是同病室的病人打呼噜，首先应该体谅被影响休息的病人。

护士："赵老师，您晚上没有休息好，我会将您的情况反应给护士长和主治医生的，有空床时第一个给您调整，但是目前还没有空床，请您谅解。"

2. 同病房病人不能保持安静时，护士要将不安静的病人叫到房间外面说："这个房间的病人病情都比较重，希望您动作轻点，保持安静，互相体谅一下，大家住在同一个房间也是一种缘分"。

3. 陪护人员不能保持安静时，护士要将陪护人员叫到病房外面来说:"陪护病人的目的是让病人尽快康复,所以在陪床时尽可能把动作放轻,声音小点,这样所有的病人都能很好地休息,谢谢您的配合"。

4. 探视人员多,应该请其他的探视人员离开病房,告诉他们:"各位家属,探视的时间已过,病人需要好好休息,请大家明天下午再来探视,谢谢配合。"

情景十、病人或家属想了解检查化验结果及病情和治疗效果,想知道治疗所花的费用,此时护士正忙于护理工作,或检查结果没出来,护士怎样做才能满足病人或家属的要求,或让病人或家属没有意见?

处理方法 1:如果护士正忙于护理工作,可以对病人或家属说:"我正在准备给病人做治疗,等我做完后马上给您查结果,请稍等,好吗?"如果检查结果没出来,可以对病人或家属说:"您的检查(化验)结果还没有出来,请您先回病房休息,等结果一出来后我马上通知您,请您不要着急"。

处理方法 2:病人想了解病情或治疗效果时,帮助病人联系他们的主治医生,让医生清楚地向病人解释。

处理方法 3:病人想了解治疗费用时护士说:"请稍等,我帮您查一下。您的费用是这样的……您明白了吗?详细的费用您可以到一楼大厅的触摸屏输入您的住院号便可查询,另外我们每天会发放一日费用清单而且出院时也会给您打印总费用清单,如果有不清楚的地方,请随时来问我。"

情景十一、病人病情突然发生变化,需要抢救。同病室的病人拒绝自己搬出,希望抢救的病人能搬出,别影响自己休息。此时护士应该怎样处理这个问题?

处理方法:当病人突然病情发生变化时,护士应动之以情,晓之以理,从被抢救病人病情不允许搬动,抢救器械不能随意搬动,抢救病人的时间紧迫性方面给同室病人作解释。

护士:"现在病人情况紧急,需要抢救。为了挽救病人的生命只能请大家先到别的病房休息,等病人的病情相对平稳后,我们马上把病人转到监护室或抢救间,希望大家能够谅解。"

人总是珍惜未得到的,而遗忘了所拥有的

情景十二、病人要求护士为他量体温或测量血压，或认为自己感冒了，要求服用感冒药……医生没有下达医嘱，护士怎样处理这类问题？

处理方法：护士要明确测体温、量血压不需医嘱，要按照病人的要求马上为病人测量血压（体温），并告诉病人测量后的数值，有异常时立即通知医生及时处理。

王先生："护士，给我量一下体温和血压吧？"

护士："好的，请您先回房间躺一会儿，我马上就到。"

（护士拿着体温计和血压计来到病房）

护士："王先生，我现在给您测量一下血压……这是体温计，已经甩好了，我帮您夹上吧，5分钟之后我会来看的。您现在还有什么不舒服吗？"

王先生："暂时还好，谢谢。"

（5分钟之后，护士来到病房）

护士："王先生，测体温的时间到了，我来看一下，您的体温是36.8℃，很正常，您放心吧。"

王先生："哦，这样啊！我感觉自己像是感冒了，你还是给我拿点感冒药吃吧。"

护士：（关心地）"这样吧，王先生，我先让值班医生过来看一下，然后根据您的病情再开药好吗？"

王先生："也行。"

然后护士通知医生看望病人……

护士："王先生，医生已经来看过您了吧？怎么样？"

王先生："哦，看过了，他说不用吃药，多休息就好了。"

护士："那就好，如果还有什么事请随时叫我，您好好休息吧。"

王先生："好的，谢谢你。"

情景十三、病人不能做到按时服药，护士怎样解释才能让病人按时服药？

处理方法：护士应让病人了解按时服药的重要性。对病人说："您好，您服用的药是伲福达，这是一种缓释剂，每12小时吃一次，您的高血压必须控制，如果不按时吃药，血压会增高，引起头痛、头晕，只有按时吃降压药才能很好地控制住您的血压，血压平稳了您也就可以早日出院了"。

情景十四、病人需要做特殊检查（胃镜、气管镜、肠镜），或需要手术，感到紧张，护士应该怎样为病人做检查前或手术前指导？

手术前指导：

护士："高大爷，您好，明天要给您做冠状动脉造影，是一个小手术，手术是在导管室做，手术部位是在大腿根部，伤口很小，您不用紧张。"病人："哦，做那个手术肯定会很疼吧，能受了吗？"

护士："您放心，手术前会给您打麻药，这样手术时就不会感到疼了，而且手术时间也不会很长的。"

病人："唉，不知道多长时间能恢复啊，手术以后就不能下床了吧？"

护士："不是的，术后只要平躺6个小时就可以下床活动了，这个手术我们做过很多，手术医生也相当有经验，请您不用担心，今天晚上早点休息就好了。"

病人："好的，谢谢！"

检查前指导：

病人："护士，我明天要做胃镜检查，现在心里很紧张、很担心，怎么办？"

护士："哦，您能告诉我担心什么吗？"

病人："这项检查是不是很难受？我担心会配合不好，还有那个胃镜插入后会不会有出血啊？"

护士："你尽管放心，给您做检查的医生技术很熟练，不会让您难受的，而且现在的胃镜管很细，不会引起出血的，每天都会有很多病人来做检查，效果都挺好的。"

病人："那就好，这下我就放心了。"

情景十五：病人在病房抽烟，护士应如何制止？

护士微笑地说："老李，您好，怎么又在病房吸烟啦！违反医院规定了哦，您忘记我昨天给您说的吸烟对您身体的危害了吗?"

老李不好意思地说:"我知道，可我就是控制不住想抽烟。"

护士耐心地说:"老李，您手术后时间不长，抽烟对您的危害您也知道，您主观上一定要有毅力戒掉它，可不能对自己不负责任噢，如果实在控制不住，可以换一种方法试试，如嚼嚼口香糖、听听音乐、出去散散步等，自己的身体自己要学会保护。"

老李笑了:"护士，我都被你说的不好意思了，我会尽我最大的努力戒掉它。"

护士笑着说:"是一定要戒掉，我可等着看您的行动哦。"

情景十六、病人对医生有意见或对护理人员有意见，说话粗鲁，不讲道理。可病人有意见的事并不是由护理人员引起的，此时护士应该怎样处理?

处理方法:当病人说话粗鲁，不讲道理，情绪冲动时，把病人带到办公室，不要让病人在护士站、走廊大吵大闹，将影响缩小到最小范围。

护士最好的方法是沉默，不直接和病人或家属争吵。待病人情绪稳定后，站在病人的角度进一步解释。

情景十七、在季节性疾病高峰期，小儿输液人数较多，护理人员相对较少，工作繁忙，患儿等待时间长，护士不能及时与患儿家长沟通，如果护士的协调能力欠缺，容易发生护患冲突

病人:"护士，我们都来很长时间了，怎么还不给我们输液啊?"

护士:"(心平气和地)我们正在给您核对配药，由于输液的患儿太多，请您先去座位那边稍等，我们加完药马上给患儿输液。"

病人:"配个药这么慢啊? 急死人了……"

护士:"(微笑)为了保证您的输液安全，我们需要认真核对每一位患儿的姓名、输入的药名及剂量等很多项目，请您不要着急，我们会尽快配好的。"

病人:"你看小孩都哭成这样，先给我们打上吧? ……"

护士:"对不起，您的心情我们能理解，不过您前面还有几位患儿等着输液，我们会尽快安排的，请您谅解。……您好，药已经加好了，不好意思让您久等了，我现在马上给小孩输液。"

病人："好，快点吧，都等老半天了！"

护士："（输上液体后，交代注意事项）请问您还有什么需要吗？"

病人："没有了，你们快去忙吧。"

护士："感谢您对我们的理解，如有需要请随时叫我。"

情景十八、张大爷，68岁，退休干部。一周前做了胃大部切除手术，经治疗现病情稳定，但就是不愿下床活动，每当护士告诉他要多下床活动时，他总是说刀口疼，不敢动。此时护士应如何劝说病人多下床活动？

护士："张大爷，您好！看您的气色很不错，今天感觉好吗？我昨天跟您说了要多下床活动，您活动了吗？"

病人："（一脸无奈）我不是跟你说了吗，我一活动刀口就疼得受不了，就连咳嗽都不敢，还怎么下床活动？"

护士：（理解和关心）"你说的情况我能理解，现在伤口还没有完全长好，疼是肯定的，但希望您能稍微忍耐一下，坚持活动，这样总躺着对您身体的恢复没有好处。"

病人："手术完不就是要躺着多休息吗？干嘛总是让我下床活动？！"

护士："（微笑）多下床活动对老年人各个脏器的恢复是有益的，因为通过活动可以促进血液循环，保证各个脏器的功能，有利于促进胃肠活动恢复，同时也能促进腹腔液体引流，所以请您尽量活动，好吗？"

病人："哎，那可受罪了，什么时候能好啊？真急人！"

护士："张大爷，你别着急，手术后身体需要慢慢地恢复，您只要好好配合我们的治疗，相信很快就会康复出院的。"

病人："好吧，我尽量多下床活动……"

护士："那我现在扶您起来吧，慢一点，好……有什么不舒服就告诉我……"

生活中若没有朋友，就像生活中没有阳光一样情景十九、有些病人在住院期间会带很多物品到病房，包括吃的、用的、穿的等等很多，而且摆放很随意，使整个病房看上去很乱，护士在做晨晚间护理时，应如何处理？

护士："小李，你好，今天感觉好些了吗？看起来气色还不错，现在我要给你扫床，请翻一下身。"

边扫床边说："昨晚睡得怎么样？"

"这些食物你吃完以后放到柜子里盖好，这样卫生一些，其他的物品放到抽屉里，以免丢失，桌子上只放一把暖瓶和一个杯子就可以了。这些衣服不要堆在床上，我帮你放进衣柜里吧，不穿的衣服可以请家属帮你带回去。"

护士："（整理完后）好了，现在看上去舒心多了吧？希望您能保持好，协助我们共同做好卫生工作好吗？多谢了。"

病人："好的，我以后会注意的。"

情景二十、患儿，4岁，被诊断为上呼吸道感染。咳嗽、咳痰2天伴发热，体温39℃。现患儿已住院治疗数天，效果不错，明日即将出院，护士应如何做好患儿的健康指导？

护士："您好，您是小孩的妈妈吧？"

患儿家属："是的，有什么事吗？"

护士："孩子出院回家后还需要按时服用退烧药，我们已经从药房取回来了，请您收好。回去后您要定时给小孩量体温，如果体温在38.5℃以上，就给孩子服用一次，剂量就按这个处方上写的，每次一小袋。您会测体温吗？"

患儿家属："不太会，你教我吧。"

护士："好的，测体温前要把孩子腋下的汗液擦干，把体温表放在腋窝深处并紧贴皮肤，夹紧，测5～10分钟。您会了吗？"

患儿家属："会了。"

护士："回家后，要注意让孩子多喝水、多休息，饮食要吃一些清淡、营养丰富的流质饮食，像米粥、面汤等，不要吃太油腻的食物，而且要少量多餐。如果高烧不退，症状不减轻请随时就医。"

患儿家属："好的，知道了，谢谢！"

参考文献

1. 王建荣，王社芬．护理规范用语与实践．北京：人民军医出版社，2008.11

2. 卢根娣，席淑华，马晓红．护士服务礼仪规范．上海：第二军医大学出版社，2009.9

3. 庞海芳．浅谈护士礼仪在护理工作中的作用．医学文选．2001，（06）

4. 钟键．浅谈护士礼仪规范．现代中西医结合杂志．2003，（06）

5. 吴光春．浅谈护士礼仪的重要的作用．中国实用医药．2008，（18）

6. 任晓波，吴平，陈敏，等．门诊护士礼仪．家庭护士．2007.11

7. 车明．礼仪服务在护患沟通中的重要性．现代医药卫生．2007.5

8. 梁莉．护士礼仪在护患交往中的作用．临床医药实践．2006.11